郭长青　主编

人体经络穴位
速学图册

U0376908

化学工业出版社

·北京·

腧穴学是针灸推拿学的基础，而取穴法则是腧穴学的关键，直接决定着临床疗效。本书作者为针灸专业资深教授、医师，根据针灸教学与临床的切实需要，编写绘制本书，不但配有准确的经穴定位图，且对重要穴位绘制了立体解剖图，并附取穴歌诀，便于随身携带，随时查阅，达到速查、熟记的目的。本书可供针灸专业学生参考使用，对关注中医保健的大众读者也有指导作用。

图书在版编目（CIP）数据

人体经络穴位速学图册／郭长青主编．—北京：化学工业出版社，2015.7（2024.8重印）
　　ISBN 978-7-122-24177-1

　　Ⅰ．①人… Ⅱ．①郭… Ⅲ．①经络－图解②穴位－图解 Ⅳ．① R224.4-64

中国版本图书馆 CIP 数据核字（2015）第 118345 号

责任编辑：李少华　　　　　　　装帧设计：关　飞

出版发行：化学工业出版社
　　　　　（北京市东城区青年湖南街13号　邮政编码100011）
印　　装：北京瑞禾彩色印刷有限公司
889mm×1194mm　1/64　印张4　字数154千字
2024年8月北京第1版第13次印刷

购书咨询：010-64518888
售后服务：010-64518899
网　　址：http://www.cip.com.cn
凡购买本书，如有缺损质量问题，本社销售中心负责调换。

定　　价：29.80元

编写人员名单

主　　编　郭长青

副主编　胡　波　刘乃刚

编写人员（按姓氏笔画排序）

卢　婧　刘乃刚　芮　娜

陈幼楠　金　燕　胡　波

郭　妍　郭长青　徐秋玲

编写说明

　　腧穴学是针灸推拿学的基础，而取穴法则是腧穴学的关键，直接决定着临床疗效。腧穴定位多是抽象的语言描述，缺少形象化，不利于读者真正掌握。本书作者为针灸专业资深教授、医师，根据针灸教学与临床的切实需要，编写绘制本书，不但配有准确的经穴定位图，且对重要穴位绘制了立体解剖图，并附取穴歌诀，便于随身携带，随时查阅，达到速查、熟记的目的。

　　本书以经络穴位的最新国际标准为依据，采用真人体表与手绘解剖图对照方式标示人体408个腧穴，其中包括全部十四经经穴362个，常用且疗效肯定的、已经国际标准审定的经外奇穴46个，具有生动、真实、简明、准确的特点，图文互参，方便实用，易于学习掌握，从而使广大学生、临床医生及针灸爱好者能够准确、快速地掌握腧穴定位。

　　由于时间所限，难免出现疏漏之处，还请广大读者和专家提出宝贵意见！

编　者

2015年4月

目　录

第一章　腧穴的定位 …………………………… 001

一、骨度分寸法…………………………… 001

二、手指比量法…………………………… 001

第二章　手太阴肺经经穴 ………………………… 006

经络循行 ………………………………… 006

经穴速记歌诀 …………………………… 006

快速取穴 ………………………………… 008

第三章　手阳明大肠经经穴 ……………………… 014

经络循行 ………………………………… 014

经穴速记歌诀 …………………………… 014

快速取穴 ………………………………… 016

第四章　足阳明胃经经穴 ………………………… 026

经络循行 ………………………………… 026

经穴速记歌诀 …………………………… 027

快速取穴 ………………………………… 030

第五章　足太阴脾经经穴 ················ 050

　　经络循行 ················ 050

　　经穴速记歌诀 ················ 050

　　快速取穴 ················ 052

第六章　手少阴心经经穴 ················ 062

　　经络循行 ················ 062

　　经穴速记歌诀 ················ 062

　　快速取穴 ················ 064

第七章　手太阳小肠经经穴 ················ 070

　　经络循行 ················ 070

　　经穴速记歌诀 ················ 070

　　快速取穴 ················ 072

第八章　足太阳膀胱经经穴 ················ 082

　　经络循行 ················ 082

　　经穴速记歌诀 ················ 082

　　快速取穴 ················ 088

第九章　足少阴肾经经穴 ················ 117

　　经络循行 ················ 117

经穴速记歌诀 ···················· 117

快速取穴 ························· 120

第十章　手厥阴心包经经穴 ·············· 132

经络循行 ························· 132

经穴速记歌诀 ···················· 132

快速取穴 ························· 134

第十一章　手少阳三焦经经穴 ············· 140

经络循行 ························· 140

经穴速记歌诀 ···················· 140

快速取穴 ························· 142

第十二章　足少阳胆经经穴 ·············· 154

经络循行 ························· 154

经穴速记歌诀 ···················· 154

快速取穴 ························· 158

第十三章　足厥阴肝经经穴 ·············· 180

经络循行 ························· 180

经穴速记歌诀 ···················· 180

快速取穴 ························· 184

第十四章　督脉经穴 ················· 192

　　经络循行 ····················· 192

　　经穴速记歌诀 ················· 192

　　快速取穴 ····················· 196

第十五章　任脉经穴 ················· 210

　　经络循行 ····················· 210

　　经穴速记歌诀 ················· 210

　　快速取穴 ····················· 212

第十六章　经外奇穴 ················· 224

　　⭕第一节　头颈部奇穴 ········· 224

　　⭕第二节　胸腹部奇穴 ········· 230

　　⭕第三节　背部奇穴 ··········· 230

　　⭕第四节　上肢部奇穴 ········· 234

　　⭕第五节　下肢部奇穴 ········· 238

索引 ··························· 243

第一章
腧穴的定位

一、骨度分寸法

骨度分寸法，即以体表骨节为主要标志折量周身各部的长度和宽度，定出分寸，并依次作为定穴标准的方法。

二、手指比量法

手指比量法，是用手指某局部之长度代表身体局部之长度而选取穴位的方法，又称"指寸法"或"同身寸法"。

（1）横指同身寸法　又称"一夫法"，将食、中、无名、小指相并拢，以中指中节横纹处为准，量取四横指之横向长度，定为3寸。此法多用于腹、背部及下肢部的取穴。

（2）拇指同身寸法　将拇指伸直，横置于所取部位之上下，依拇指指间关节的横向长度为1寸，来量取穴位。

（3）中指同身寸法　将患者的中指屈曲，以中指指端抵在拇指指腹，形成一环状，将食指伸直，显露出中指的桡侧面，取其中节上下两横纹头之间的长度，即为同身之1寸。这种方法较适用于四肢及脊背横量取穴。

常用骨度表

部位	起止点	折量分寸	度量法	说　明
头部	前发际正中至后发际正中	12	直寸	确定头部腧穴的纵向距离
	眉间（印堂）至前发际正中	3	直寸	确定前或后发际及其头部腧穴的纵向距离
	两额角发际（头维）之间	9	横寸	确定头前部腧穴的横向距离
	耳后两乳突（完骨）之间	9	横寸	确定头后部腧穴的横向距离
胸腹胁部	胸骨上窝（天突）至胸剑联合中点（歧骨）	9	直寸	确定胸部任脉穴的纵向距离
	胸剑联合中点（歧骨）至脐中	8	直寸	确定上腹部腧穴的纵向距离
	脐中至耻骨联合上缘（曲骨）	5	直寸	确定下腹部腧穴的纵向距离
	两肩胛骨喙突内侧缘之间	12	横寸	确定胸部腧穴的横向距离
	两乳头之间	8	横寸	确定胸腹部腧穴的横向距离
背腰部	肩胛骨内侧缘至后正中线	3	横寸	确定背腰部腧穴的横向距离

部位	起止点	折量分寸	度量法	说 明
上肢部	腋前、后纹头至肘横纹（平尺骨鹰嘴）	9	直寸	确定上臂部腧穴的纵向距离
	肘横纹（平尺骨鹰嘴）至腕掌（背）侧远端横纹	12	直寸	确定前臂部腧穴的纵向距离
下肢部	耻骨联合上缘至髌底	18	直寸	确定大腿部腧穴的纵向距离
	髌底至髌尖	2	直寸	
	髌尖（膝中）至内踝尖（胫骨内侧髁下方阴陵泉至内踝尖为13寸）	15	直寸	确定小腿内侧部腧穴的纵向距离
	股骨大转子至腘横纹（平髌尖）	19	直寸	确定大腿后部腧穴外侧阔腧穴的纵向距离
	臀沟至腘横纹	14	直寸	确定大腿后部腧穴的纵向距离
	腘横纹（平髌尖）至外踝尖	16	直寸	确定小腿外侧部腧穴的纵向距离
	内踝尖至足底	3	直寸	确定足内侧部腧穴的纵向距离

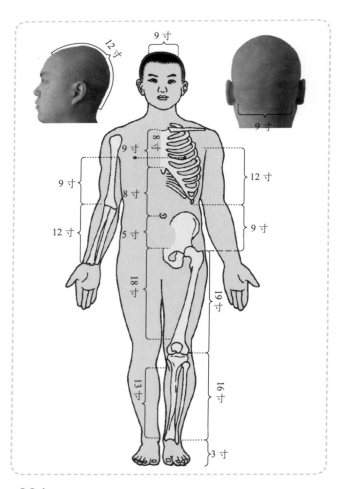

004

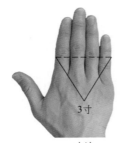

3寸

一夫法

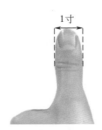

1寸

拇指同身寸

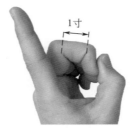

1寸

中指同身寸

第二章
手太阴肺经经穴

经络循行

　　肺手太阴之脉，起于中焦，下络大肠，还循胃口，上膈属肺。从肺系，横出腋下，下循臑（上臂部）内行少阴、心主之前，下肘中，循臂内上骨（桡骨）下廉，入寸口，上鱼，循鱼际，出大指之端。其支者：从腕后，直出次指内廉，出其端。

经穴速记歌诀

> 　　LU十一是肺经，起于中府少商停，胸肺疾患咳嗽喘，
> 咯血发热咽喉痛，中府云门下一寸，云门锁骨下窝寻，
> 二穴相差隔一肋，距胸中线六寸平，天府腋下三寸取，
> 侠白府下一寸擒，尺泽肘中肌腱处，孔最腕上七寸凭，
> 列缺交叉食指尽，经渠一寸突脉中，太渊纹上动脉动，
> 鱼际大鱼骨边中，少商指甲根外角，去指甲角韭叶明。

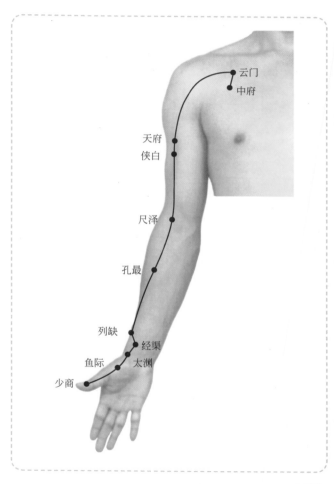

云门
中府
天府
侠白
尺泽
孔最
列缺
经渠
鱼际
太渊
少商

快速取穴 ∙∙∙∙∙∙∙∙∙∙∙∙∙∙∙∙∙∙∙∙∙∙∙∙∙∙∙∙∙∙

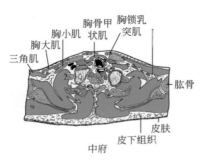

胸小肌　胸骨甲状肌　胸锁乳突肌
胸大肌
三角肌
肱骨
皮肤
皮下组织
中府

1.中府（LU1）：肺之募穴。在胸部，横平第1肋间隙，锁骨下窝外侧，前正中线旁开6寸。正坐位，以手叉腰，先取锁骨外端下方凹陷处的云门穴，当云门穴直下约1寸，与第1肋间隙平齐处是穴。

或仰卧位，自乳头（指男子）向外2寸处，再直线向上摸取肋骨，第一肋间隙处取穴。主治咳嗽，气喘，咳吐脓血，胸膈胀满。

2.云门（LU2）：在胸部，锁骨下窝凹陷中，肩胛骨喙突内缘，前正中线旁开6寸。正坐位，用手叉腰，当锁骨外端下缘出现的三角凹窝的中点处。主治咳嗽、气喘、胸痛、肩痛。

3.天府（LU3）：在臂前区，腋前纹头下3寸，肱二头肌桡侧缘处。坐位，臂向前平举，俯头，鼻尖接触上臂侧处是穴；坐位，微屈肘，肱二头肌外侧缘，肘横纹上6寸处是穴。主治咳嗽，气喘。

4.侠白（LU4）：在臂前区，腋前纹头下4寸，肱二头肌桡侧缘处。坐位或仰卧位取穴，肱二头肌外侧缘，腋前纹头下4寸。主治呼吸系统疾病，咳嗽，气喘，烦满；以及上臂内侧神经痛。

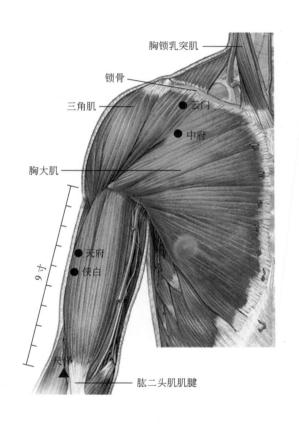

胸锁乳突肌

锁骨

三角肌

● 云门

● 中府

胸大肌

● 天府

● 侠白

9寸

尺泽

肱二头肌肌腱

009

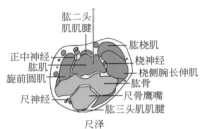

肱二头肌肌腱
肱桡肌
正中神经
肱肌
桡神经
旋前圆肌
桡侧腕长伸肌
肱骨
尺神经
尺骨鹰嘴
肱三头肌肌腱

尺泽

5. 尺泽（LU5）： 五输穴之一，本经合穴。在肘区，肘横纹上，肱二头肌肌腱桡侧缘凹陷中。仰掌，微屈肘，在肘关节掌面，肘横纹桡侧端取穴。主治咳嗽，气喘，咯血，胸部胀满，咽喉肿痛，肘臂挛痛。

6. 孔最（LU6）： 手太阴之郄穴。在前臂前区，腕掌侧远端横纹上7寸，尺泽（LU5）与太渊（LU9）连线上。伸臂仰掌取穴。主治咯血，衄血。

7. 列缺（LU7）： 本经络穴。八脉交会穴之一；交任脉。在前臂，腕掌侧远端横纹上1.5寸，拇短伸肌腱与拇长展肌腱之间，拇长展肌腱沟的凹陷中。以左右两手虎口交叉，一手食指押在另一手的桡骨茎突上，当食指尖到达之凹陷处是穴。或立掌或侧掌，拇指向外上方翘起，先取两筋之间的阳溪穴上，在阳溪穴上1.5寸的桡骨茎突中部有一凹陷即是本穴。主治咳嗽，气喘，偏正头痛，项强，咽喉痛。

8. 经渠（LU8）： 五输穴之一，本经经穴。在前臂前区，腕掌侧远端横纹上1寸，桡骨茎突与桡动脉之间。手掌平放，掌心与拇指向上，距腕横纹1寸的桡动脉搏动处，亦即医者按脉时中指所按之处是穴。主治咳嗽，气喘，喉痹，胸部胀满，胸背痛，无脉症。

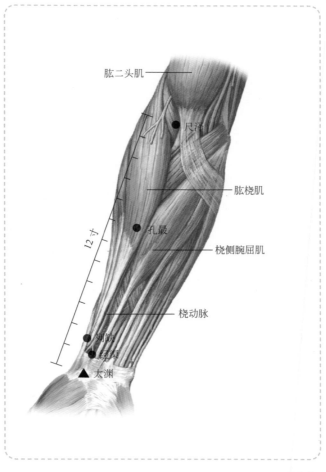

肱二头肌

尺泽

肱桡肌

孔最

桡侧腕屈肌

12寸

桡动脉

列缺

经渠

▲太渊

9. 太渊（LU9）：五输穴之一，本经输穴。肺经之原穴。八会穴之一，脉会穴。在腕前区，桡骨茎突与舟状骨之间，拇长展肌腱尺侧凹陷中。仰掌，当掌后第一横纹上，用手摸有脉搏跳动处的桡侧凹陷中是穴。主治咳嗽，气喘，胸部胀满，胸背痛，喉痹，无脉症。

10. 鱼际（LU10）：五输穴之一，本经荥穴。在手外侧，第一掌骨桡侧中点赤白肉际处。侧掌，微握掌，腕关节稍向下屈，于第一掌骨中点赤白肉际处取穴。主治咽喉肿痛，咳嗽，咳血，失音。

11. 少商（LU11）：五输穴之一，本经井穴。在手指，拇指末节桡侧，指甲根角侧上方0.1寸（指寸）。侧掌，微握拳，拇指上翘，手拇指爪甲桡侧缘和基底部各作一线，相交处取穴。主治喉痹，中风昏迷，小儿惊风，热病，中暑呕吐。

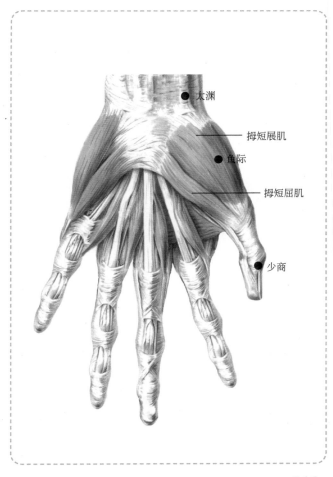

太渊

拇短展肌

鱼际

拇短屈肌

少商

第三章
手阳明大肠经经穴

经络循行

　　大肠手阳明之脉，起于大指次指之端，循指上廉，出合谷两骨之间，上入两筋之中，循臂上廉，入肘外廉，上臑外前廉，上肩，出髃骨（肩胛骨肩峰部）之前廉，上出于柱骨之会（大椎）上，下入缺盆，络肺，下膈，属大肠。其支者：从缺盆上颈，贯颊，入下齿中；还出挟口，交人中——左之右、右之左，上挟鼻孔。

经穴速记歌诀

　　LI二十手大肠，起于商阳止迎香，头面眼鼻口齿喉，
皮肤身热与胃肠，商阳食指外侧取，二间握拳节前方，
三间握拳节后取，合谷虎口岐骨当，阳溪腕上两筋陷，
偏历腕上三寸良，温溜腕后上五寸，池前四寸下廉乡，
池下三寸上廉穴，三里池下二寸长，曲池尺泽髁中央，
肘髎肱骨内廉旁，池上三寸寻五里，臂臑三角肌下方，
肩髃峰举臂取，巨骨肩尖骨陷当，天鼎扶下一寸取，
扶突肌中结喉旁，禾髎孔外平水沟，鼻旁唇沟取迎香。

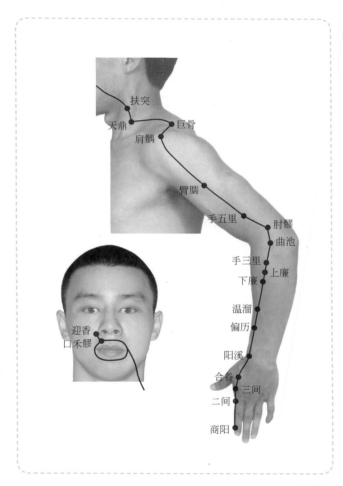

扶突

天鼎

巨骨

肩髃

臂臑

手五里

肘髎

曲池

手三里

上廉

下廉

温溜

偏历

阳溪

合谷

三间

二间

商阳

迎香

口禾髎

015

快速取穴 ....

1.商阳（LI1）：五输穴之一，本经井穴。在手指，食指末节桡侧，指甲根角侧上方0.1寸（指寸）。微握拳，食指前伸，手食指爪甲桡侧与基底部各作一线，相交处是穴。主治喉痹，昏厥，中风昏迷。

2.二间（LI2）：五输穴之一，本经荥穴。在手指，第2掌指关节桡侧远端赤白肉际处。手指微握拳取穴，在第二掌指关节前缘桡侧，当赤白肉际处。主治喉痹。

3.三间（LI3）：五输穴之一，本经输穴。在手指，第2掌指关节桡侧近端凹陷中。手指微握拳，在第二掌指关节后缘桡侧，当赤白肉际处取穴。主治咽喉肿痛，身热胸闷。

4.合谷（LI4）：大肠经之原穴。在手背，第2掌骨桡侧的中点处。拇、食两指张开，以另一手的拇指关节横纹放在虎口上，当虎口与第一、二掌骨结合部连线的中点；拇、食指合拢，在肌肉的最高处取穴。主治头痛目眩，鼻塞，牙痛，口眼㖞斜，痛经。

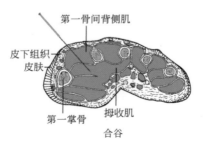

第一骨间背侧肌

皮下组织
皮肤

第一掌骨　　拇收肌

合谷

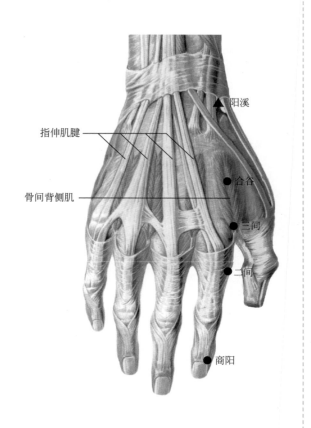

阳溪

指伸肌腱

合谷

三间

二间

骨间背侧肌

商阳

5. 阳溪（LI5）：五输穴之一，本经经穴。在腕区，腕背侧远端横纹桡侧，桡骨茎突远端，解剖学"鼻烟窝"凹陷中。拇指上翘，在手腕桡侧，当两筋（拇长伸肌腱与拇短伸肌腱）之间，腕关节桡侧处取穴。主治目赤肿痛，热病心烦。

6. 偏历（LI6）：本经络穴。在前臂，腕背侧远端横纹上3寸，阳溪（LI5）与曲池（LI11）连线上。侧腕屈肘，在前臂背部桡侧，腕横纹上3寸，在阳溪穴与曲池穴连线上取穴。主治耳聋，耳鸣，鼻衄，肠鸣腹痛。

7. 温溜（LI7）：手阳明之郄穴。在前臂，腕横纹上5寸，阳溪（LI5）与曲池（LI11）连线上。侧腕屈肘取穴。主治寒热头痛，面赤肿，口舌痛。

8. 下廉（LI8）：在前臂，肘横纹下4寸，阳溪（LI5）与曲池（LI11）连线上。屈肘取穴。屈肘侧置穴在前臂桡侧外缘，上廉下1寸处。主治腹痛，腹胀，上肢不遂，手肘肩无力。

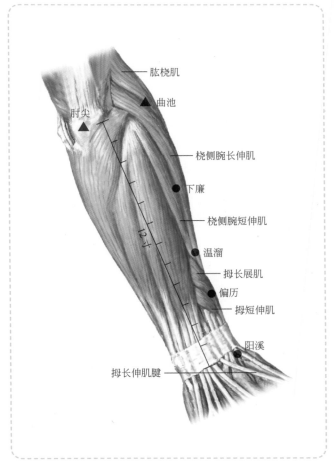

肱桡肌

肘尖 ▲

▲ 曲池

桡侧腕长伸肌

下廉

桡侧腕短伸肌

温溜

拇长展肌

偏历

拇短伸肌

阳溪

拇长伸肌腱

12寸

9.上廉（LI9）：在前臂，肘横纹下3寸，阳溪（LI5）与曲池（LI11）连线上。屈肘取穴。屈肘侧置穴在前臂桡侧外缘，下廉上1寸处。主治腹痛，腹胀，吐泻，手臂肩膊肿痛，上肢不遂。

10.手三里（LI10）：在前臂，肘横纹下2寸，阳溪（LI5）与曲池（LI11）连线上。屈肘取穴。手三里在肘端（肱骨外上髁）下3寸处。主治腹痛。手臂肿痛，上肢不遂。

11.曲池（LI11）：五输穴之一，本经合穴。在肘区，尺泽（LU5）与肱骨外上髁连线的中点处。屈肘成直角，当肘弯横纹尽头处；屈肘，于尺泽与肱骨外上髁连线的中点处取穴。主治咽喉肿痛，咳喘，热病；腹痛，瘾疹。

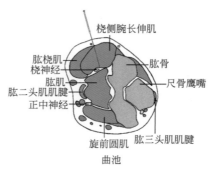

曲池

12.肘髎（LI12）：在肘区，肱骨外上髁上缘，髁上嵴的前缘。在臂外侧，屈肘取穴，从曲池向外斜上方1寸，当肱三头肌的外缘，肱骨边缘处。主治肩臂肘疼痛，上肢麻木，拘挛，嗜卧。

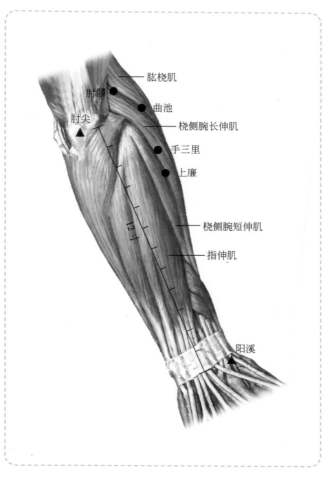

肱桡肌

肘髎

曲池

桡侧腕长伸肌

肘尖

手三里

上廉

桡侧腕短伸肌

指伸肌

12寸

阳溪

13. 手五里 （LI13）：在臂部，肘横纹上3寸，曲池 （LI11）与肩髃 （LI15）连线上。屈肘取穴。主治手臂肿痛，上肢不遂；疟疾，瘰疬。

14. 臂臑 （LI14）：在臂部，曲池 （LI11）上7寸，三角肌前缘处。主治瘰疬。

15. 肩髃 （LI15）：在肩峰前下方，当肩峰与肱骨大结节之间凹陷处。在三角肌区。肩峰外侧缘前端与肱骨大结节两骨间凹陷中。主治肩臂痛，手臂挛急，肩痛，半身不遂。

16. 巨骨 （LI16）：在肩胛区，锁骨肩峰端与肩胛冈之间凹陷中。正坐垂肩，在肩锁关节后缘，当锁骨与肩胛冈形成的叉骨间取穴。主治肩臂痛，手臂挛急，半身不遂。

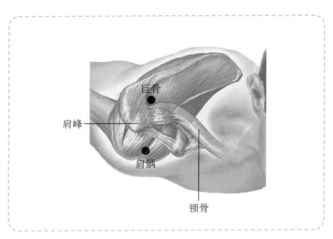

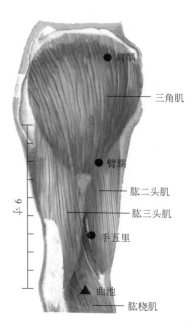

肩髃

三角肌

臂臑

肱二头肌

肱三头肌

手五里

曲池

肱桡肌

9寸

17. **天鼎（LI17）**：在颈部，横平环状软骨，胸锁乳突肌后缘。正坐，头微侧仰，喉结旁开3寸，取胸锁乳突肌的胸骨头与锁骨头之间的扶突穴，再从扶突穴直下1寸，当胸锁乳突肌后缘处取穴。主治咳喘，咽喉肿痛，暴喑，梅核气。

18. **扶突（LI18）**：在胸锁乳突区，横平喉结，当胸锁乳突肌的前、后缘中间。正坐，头微侧仰，先取甲状软骨与舌骨之间的廉泉穴，从廉泉向外3寸，当胸锁乳突肌的胸骨头与锁骨头之间处。主治咳嗽，呃逆。

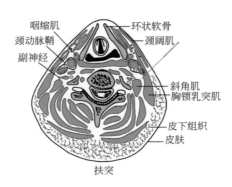

咽缩肌　　　环状软骨
颈动脉鞘　　颈阔肌
副神经
斜角肌
胸锁乳突肌
皮下组织
皮肤

扶突

19. **口禾髎（LI19）**：在面部，横平人中沟上1/3与下2/3交点，鼻孔外缘直下。鼻孔旁开0.5寸，平水沟穴，正坐仰靠或仰卧取穴。主治鼻塞流涕，鼻衄，口㖞。

20. **迎香（LI20）**：在面部，鼻翼外缘中点，鼻唇沟中。主治鼻塞，鼻衄，鼻渊；胆道蛔虫。

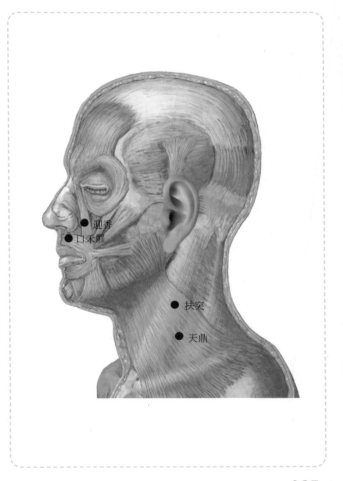

迎香

口禾髎

扶突

天鼎

第四章
足阳明胃经经穴

经络循行

　　胃足阳明之脉：起于鼻，交颏（鼻根）中，旁约太阳之脉，下循鼻外，入上齿中，还出挟口，环唇，下交承浆，却循颐（下颌部）后下廉，出大迎，循颊车，上耳前，过客主人，循发际，至额颅。其支者：从大迎前，下人迎，循喉咙，入缺盆，下膈，属胃，络脾。其直者：从缺盆下乳内廉，下挟脐，入气街（腹股沟动脉）中。其支者：起于胃口，下循腹里，下至气街中而合。以下髀关，抵伏兔，下膝膑中，下循胫外廉，下足跗，入中指内间。其支者，下三寸而别，下入中指外间。其支者：别跗（足背）上，入大指间，出其端。

经穴速记歌诀 ••••••••••••••••••••••••••••••••••

ＳＴ四五是胃经，起于承泣历兑停，胃肠血病与神志，
头面热病皮肤病，承泣下眶边缘上，四白穴在眶下孔，
巨髎鼻旁直瞳子，地仓吻旁四分灵，大迎颌前寸三陷，
颊车咬肌高处起，下关张口骨支起，头维四五旁神庭，
人迎结喉旁动脉，水突人迎气舍中，肌间气舍平天突，
缺盆锁骨上窝中，气户锁下一肋上，相去中线四寸平，
库房屋翳膺窗接，都隔一肋乳中停，乳根乳下一肋处，
胸部诸穴要记清，不容巨阙旁二寸，其下承满与梁门，
关门太乙滑肉门，天枢脐旁二寸平，外陵大巨水道穴，
归来气冲曲骨邻，髀关髂下平会阴，伏兔膝上六寸中，
阴市膝上方三寸，梁丘膝上二寸呈，膝外下陷是犊鼻，
膝下三寸三里迎，膝下六寸上巨虚，膝下八寸条口行，
再下一寸下巨虚，条外一指是丰隆，解溪跗上系鞋处，
冲阳跗上动脉凭，陷谷跖趾关节后，次中指缝寻内庭，
厉兑次指外甲角，四十五穴要记清。

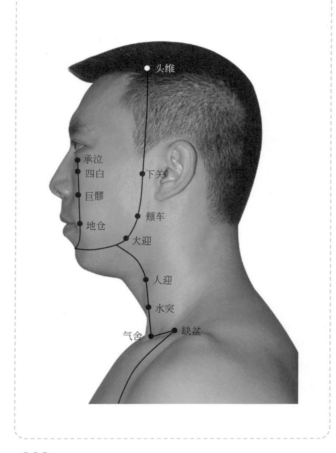

头维

承泣
四白
巨髎
地仓

下关

颊车

大迎

人迎

水突

气舍　缺盆

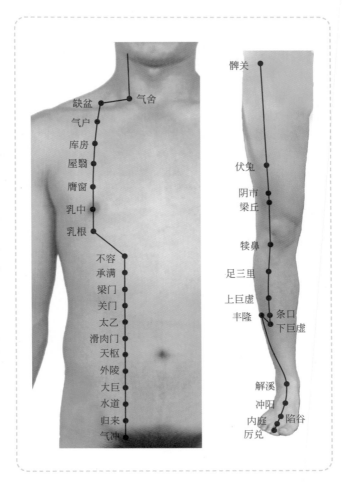

气舍
缺盆
气户
库房
屋翳
膺窗
乳中
乳根
不容
承满
梁门
关门
太乙
滑肉门
天枢
外陵
大巨
水道
归来
气冲

髀关
伏兔
阴市
梁丘
犊鼻
足三里
上巨虚
丰隆
条口
下巨虚
解溪
冲阳
内庭
陷谷
厉兑

快速取穴 ●●●●●●●●●●●●●●●●●●●●●●●●●●●●●●●●●●●●

承泣（ST1）：在面部，眼球与眶下缘之间，瞳孔直下。正坐或仰卧位取穴。主治目赤肿痛，视物不清。

四白（ST2）：在面部，眶下孔处。正坐或仰卧位取穴。主治目赤痛痒，迎风流泪，口眼㖞斜。

巨髎（ST3）：在面部，横平鼻翼下缘，瞳孔直下。正坐或仰卧位取穴。主治眼睑𤸷动，鼻衄。

地仓（ST4）：在面部，当口角旁开0.4寸（指寸）。正坐或仰卧，眼向前平视，于瞳孔垂线与口角水平线之交点处取穴。主治口角㖞斜，流涎。

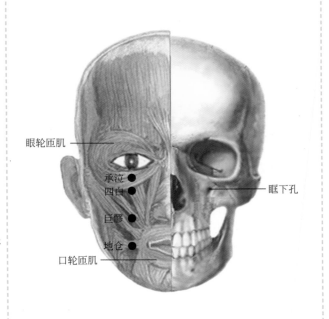

眼轮匝肌 ——

承泣 ●
四白 ●

巨髎 ●

地仓 ●

口轮匝肌 ——

—— 眶下孔

031

大迎（ST5）：在面部，下颌角前方，咬肌附着部的前缘凹陷中，面动脉搏动处。正坐或仰卧，闭口鼓腮，在下颌骨边缘现一沟形，按之有动脉搏动处是穴。主治口角㖞斜，失音。

颊车（ST6）：在面部，下颌角前上方一横指（中指）。正坐或侧伏，如上下齿用力咬紧，有一肌肉（咬肌）凸起，放松时，用手切掐有凹陷，此处是穴。主治口眼㖞斜，牙关紧闭，齿痛。

下关（ST7）：在面部，颧弓下缘中央与下颌切迹之间凹陷处。正坐或侧伏，颧骨下缘，下颌骨髁状突稍前方，闭口取穴。主治口眼㖞斜，面疼，齿痛。

头维（ST8）：在头部，额角发际直上0.5寸，头正中线旁开4.5寸处。先取头临泣，并以此为基点，向外量取头临泣至神庭间距离，入前发际0.5寸处。主治偏正头痛，目眩。

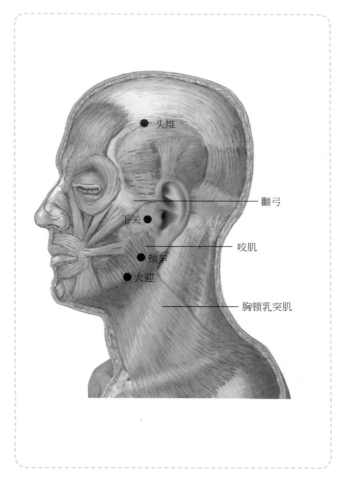

头维

颧弓

下关

咬肌

颊车

大迎

胸锁乳突肌

人迎（ST9）：在颈部，横平喉结，胸锁乳突肌前缘，颈总动脉搏动处。正坐仰靠，于有动脉应手之处，避开动脉取之。主治胸满气逆，咽喉肿痛，瘰疬，高血压。

水突（ST10）：在颈部，横平环状软骨，胸锁乳突肌的前缘。正坐仰靠，侧颈，在甲状软骨下缘外侧，胸锁乳突肌前缘取穴。主治喘鸣，咽喉肿痛。

气舍（ST11）：在胸锁乳突肌区，锁骨上小窝，锁骨胸骨端上缘，胸锁乳突肌的胸骨头与锁骨头中间的凹陷中。正坐仰靠，侧颈取穴。主治咽喉肿痛。

缺盆（ST12）：在颈外侧区，锁骨上大窝，锁骨上缘凹陷中，前正中线旁开4寸。正坐仰靠，在乳中线上，锁骨上窝中点取穴。主治喘促。

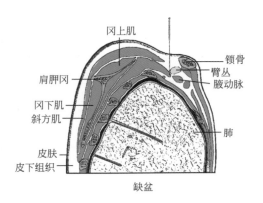

冈上肌

锁骨

肩胛冈

臂丛

腋动脉

冈下肌

斜方肌

肺

皮肤

皮下组织

缺盆

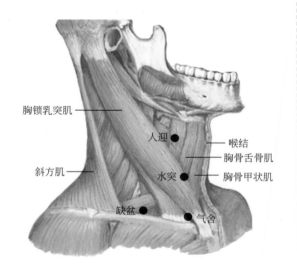

胸锁乳突肌

斜方肌

人迎 ●

水突 ●

缺盆 ●

喉结

胸骨舌骨肌

胸骨甲状肌

● 气舍

气户（ST13）：在胸部，锁骨下缘，前正中线旁开4寸。仰卧位，锁骨中线与第1肋骨之间的凹陷处取穴。主治咳喘，胸痛。

库房（ST14）：在胸部，第1肋间隙，前正中线旁开4寸。仰卧位，从锁骨内侧端，轻按第一肋间，在乳中线上取穴。主治胸满气逆，咳嗽喘息。

屋翳（ST15）：在胸部，第2肋间隙，前正中线旁开4寸。仰卧位，在锁骨中点下缘与乳头连线上第2肋间隙处取穴。主治胸胁胀痛，咳嗽喘息。

膺窗（ST16）：在胸部，第3肋间隙，前正中线旁开4寸。仰卧位，在锁骨中点下缘与乳头连线上第3肋间隙处取穴。主治胸满，乳痈。

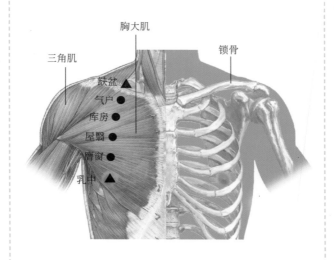

三角肌　　　胸大肌　　　锁骨

缺盆 ▲
气户 ●
库房 ●
屋翳 ●
膺窗 ●
乳中 ▲

037

乳中（ST17）：在胸部，乳头中央。仰卧位，在锁骨中点下缘与乳头连线上第4肋间隙处取穴。现代常以此穴作为胸部取穴标志，不作针灸治疗。

乳根（ST18）：在胸部，第5肋间隙，前正中线旁开4寸。仰卧位，在锁骨中点下缘与乳头连线上第5肋间隙处取穴。主治咳喘，乳痈。

不容（ST19）：在上腹部，脐中上6寸，前正中线旁开2寸。仰卧位取穴。主治腹胀，呕吐。

承满（ST20）：在上腹部，脐中上5寸，前正中线旁开2寸。仰卧位取穴。主治胃痛，食欲不振。

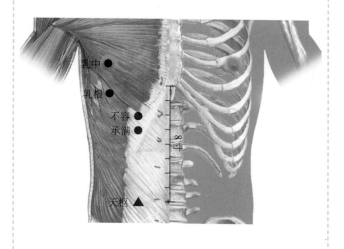

乳中 ●
乳根 ●
不容 ●
承满 ●
天枢 ▲

梁门（ST21）：在上腹部，脐中上4寸，前正中线旁开2寸。仰卧位取穴。主治呕吐，腹胀，便溏。

关门（ST22）：在上腹部，脐中上3寸，前正中线旁开2寸。仰卧位取穴。主治胃痛，呕吐，腹胀。

太乙（ST23）：在上腹部，脐中上2寸，前正中线旁开2寸。仰卧位取穴。主治腹胀，肠鸣，食欲不振。

滑肉门（ST24）：在上腹部，脐中上1寸，前正中线旁开2寸。仰卧位取穴。主治胃痛，呕吐，腹胀，肠鸣，食欲不振。

天枢（ST25）：大肠之募穴。在腹部，横平脐中，前正中线旁开2寸。仰卧位取穴。主治呕吐纳呆，绕脐痛，便秘。

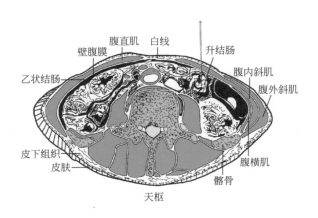

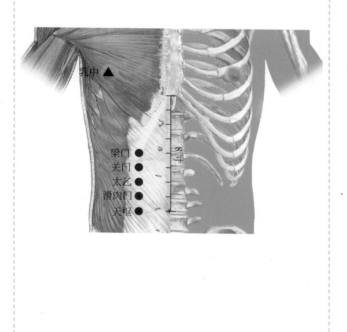

乳中 ▲

梁门 ●
关门 ●
太乙 ●
滑肉门 ●
天枢 ●

外陵（ST26）：在下腹部，脐中下1寸，前正中线旁开2寸。仰卧位取穴。主治腹痛，疝气，痛经。

大巨（ST27）：在下腹部，脐中下2寸，前正中线旁开2寸。仰卧位取穴。主治便秘，腹痛，阳痿，小便不利。

水道（ST28）：在下腹部，脐中下3寸，前正中线旁开2寸。仰卧位取穴。主治便秘，小腹胀痛，小便不利。

归来（ST29）：在下腹部，脐中下4寸，前下中线旁开2寸。仰卧位取穴。主治腹痛，疝气，闭经，白带。

气冲（ST30）：在腹股沟区，耻骨联合上缘，前正中线旁开2寸，动脉搏动处。仰卧位取穴。主治阳痿，疝气，不孕，月经不调。

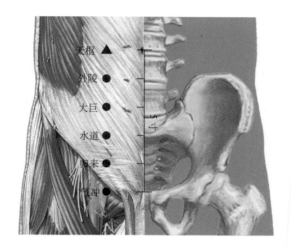

天枢 ▲

外陵 ●

大巨 ●

水道 ●

归来 ●

气冲 ●

5寸

髀关（ST31）：在股前区，股直肌近端、缝匠肌与阔筋膜张肌3条肌肉之间凹陷中。仰卧，于髂前上棘至髌骨底外缘连线与臀横纹延伸线之交点处取穴。或将手掌第1横纹中点按于伏兔穴处，手掌平伸向前，当中指尖到处是穴。主治腰膝疼痛，下肢酸软麻木。

伏兔（ST32）：在股前区，髌底上6寸，髂前上棘与髌底外侧端的连线上。正坐屈膝，医者以手掌第1横纹正中按在膝盖上缘中点处，手指并拢压在大腿上，当中指尖所止处是穴；或仰卧，下肢伸直，足尖用力向前屈，可见膝上股前有一肌肉（股直肌）隆起，状如伏兔，这一肌肉的中点即是本穴。主治腰膝疼痛，下肢酸软麻木，足麻不仁。

阴市（ST33）：在股前区，髌底上3寸，股直肌肌腱外侧缘。正坐屈膝，于膝盖外上缘直上四横指（一夫）处是穴。主治腿膝冷痛，麻痹，下肢不遂。

梁丘（ST34）：足阳明之郄穴。在股前区，髌底上2寸，股外侧肌与股直肌肌腱之间。屈膝取穴。主治胃脘疼痛，肠鸣泄泻，膝脚腰痛。

犊鼻（ST35）：在膝前区，髌韧带外侧凹陷中。屈膝取穴。主治膝部痛，膝脚腰痛，冷痹不仁。

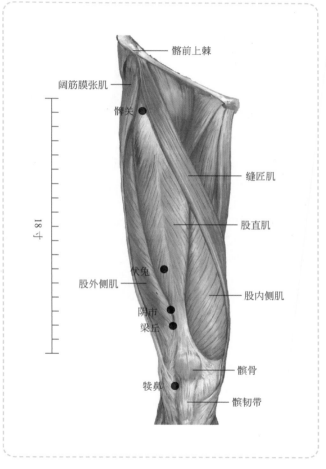

髂前上棘

阔筋膜张肌

髀关

缝匠肌

股直肌

18寸

伏兔

股外侧肌

股内侧肌

阴市

梁丘

髌骨

犊鼻

髌韧带

045

足三里（ST36）：五输穴之一，本经合穴，下合穴。在小腿前外侧，犊鼻（ST35）下3寸，犊鼻（ST35）与解溪（ST41）连线上。①正坐屈膝，于外膝眼（犊鼻）直下一夫（3寸），距离胫骨前嵴一横指处取穴。②正坐屈膝，用手从膝盖正中往下摸取胫骨粗隆。在胫骨粗隆外下缘直下1寸处是穴。主治胃痛，呕吐，泄泻，心悸气短，喘咳痰多。

上巨虚（ST37）：大肠经之下合穴。在小腿外侧，犊鼻（ST35）下6寸，犊鼻（ST35）与解溪（ST41）连线上。正坐屈膝或仰卧位取穴，于外膝眼（犊鼻）直下两夫（6寸），距离胫骨前嵴一横指（中指）处取穴。主治泄泻，便秘，腹胀，肠鸣，肠痛。

条口（ST38）：在小腿外侧，犊鼻（ST35）下8寸，犊鼻（ST35）与解溪（ST41）连线上。正坐屈膝，足三里直下，于外膝眼与外踝尖连线之中点同高处取穴。主治肩背痛等。

下巨虚（ST39）：小肠经之下合穴。在小腿外侧，犊鼻（ST35）下9寸，犊鼻（ST35）与解溪（ST41）连线上。正坐屈膝，先取足三里，于其直下二夫（6寸）处取穴。主治肠鸣腹痛。

丰隆（ST40）：本经络穴。在小腿外侧，外踝尖上8寸，胫骨前肌的外缘。正坐屈膝或仰卧位取穴。主治痰涎，胃痛，癫痫，多寐，梅核气。

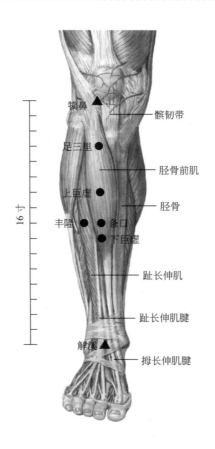

犊鼻 ▲

髌韧带

足三里 ●

胫骨前肌

上巨虚 ●

胫骨

丰隆 ● ● 条口
        ● 下巨虚

趾长伸肌

16寸

趾长伸肌腱

解溪 ▲

拇长伸肌腱

解溪（ST41）：五输穴之一，本经经穴。在踝区，踝关节前面中央凹陷中，拇长伸肌腱与趾长伸肌腱之间。足背屈，足趾上翘，踝前部两条肌腱中间。主治踝关节及其周围软组织疾患。

冲阳（ST42）：胃经之原穴。在足背，第2跖骨基底部与中间楔状骨关节处，可触及足背动脉。正坐垂足或仰卧位取穴。主治善惊，狂疾。

陷谷（ST43）：五输穴之一，本经输穴。在足背，第2、3跖骨间，第2跖趾关节近端凹陷中。正坐垂足或仰卧位取穴。主治足背肿痛，肠鸣腹痛。

内庭（ST44）：五输穴之一，本经荥穴。在足背，第2、3趾间，趾蹼缘后方赤白肉际处。正坐垂足或仰卧位取穴。主治腹痛，齿痛，鼻衄，狂证。

厉兑（ST45）：五输穴之一，本经井穴。在足趾，第2趾末节外侧，趾甲根角侧后方0.1寸（指寸）。坐垂足或仰卧，于足次趾爪甲外侧缘线与基底部线之交点处取穴。主治热病，梦多，癫狂，齿痛等。

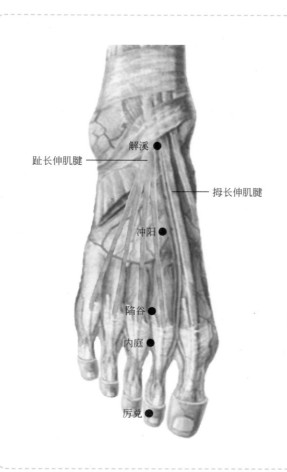

解溪

趾长伸肌腱

拇长伸肌腱

冲阳

陷谷

内庭

厉兑

第五章

足太阴脾经经穴

经络循行

脾足太阴之脉，起于大指之端，循指内侧白肉际，过核骨（大趾本节）后，上内踝前廉，上端（腓肠肌）内，循胫骨后，交出厥阴之前，上膝股内前廉，入腹，属脾，络胃，上膈，挟咽，连舌本，散舌下。其支者：复从胃，别上膈，注心中。脾之大络，名曰大包，出渊腋下三寸，布胸胁。

经穴速记歌诀

SP 二一是脾经，起于隐白大包终，脾胃肠腹泌尿好，
五脏生殖血舌病，隐白大趾内甲角，大都节前陷中寻，
太白节后白肉际，基底前下是公孙，商丘内踝前下找，
踝上三寸三阴交，踝上六寸漏谷是，陵下三寸地机朝，
膝内辅下阴陵泉，血海股内肌头间，箕门血海上五寸，
冲门曲骨三五偏，冲上斜七是府舍，腹结大横下寸三，
脐旁四寸大横穴，腹哀建里四寸旁，中庭旁六食窦全，
天溪胸乡周荣上，四肋三肋二肋间，大包腋下方六寸，
腋中线上六肋间。

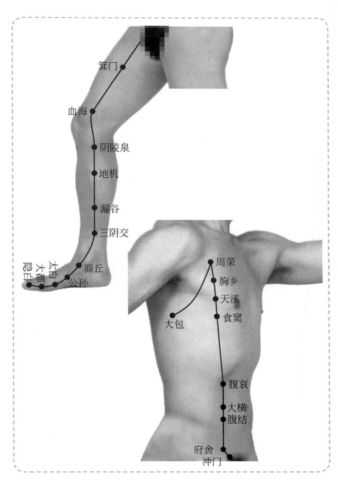

箕门

血海

阴陵泉

地机

漏谷

三阴交

商丘

公孙

隐白
大都
太白
太冲

周荣

胸乡

天溪

食窦

大包

腹哀

大横

腹结

府舍

冲门

051

快速取穴 ·······································

　　隐白（SP1）：五输穴之一，本经井穴。在足趾，大趾末节内侧，趾甲根角侧后方0.1寸（指寸）。坐垂足或仰卧，于足大趾爪甲内侧缘线与基底部线之交点处取穴。主治崩漏，腹胀，暴泄，多梦。

　　大都（SP2）：五输穴之一，本经荥穴。在足趾，第1跖趾关节远端赤白肉际凹陷中。正坐垂足，在第1跖骨小头前下方1寸处取穴。主治腹胀，腹痛。

　　太白（SP3）：五输穴之一，本经输穴；脾经之原穴。在跖区，第1跖趾关节近端赤白肉际凹陷中。正坐垂足，在第1跖骨小头后下方1寸处取穴。主治腹痛，肠鸣，呕吐，泄泻。

　　公孙（SP4）：本经络穴；八脉交会穴之一，交冲脉。在跖区，当第1跖骨底的前下缘赤白肉际处。正坐垂足或仰卧，于足大趾内侧后方，正当第1跖骨基底内侧的前下方，距太白穴1寸处取穴。主治呕吐，胃脘痛，泄泻。

　　商丘（SP5）：五输穴之一，本经经穴。在踝区，内踝前下方，舟骨粗隆与内踝尖连线中点凹陷中。正坐垂足或仰卧，于内踝前缘直线与内踝下缘横线之交点处取穴。主治两足无力，足踝痛。

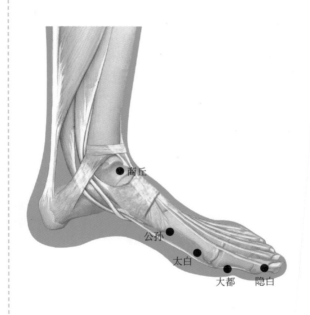

商丘

公孙

太白

大都　隐白

三阴交（SP6）：在小腿内侧，内踝尖上3寸，胫骨内侧缘后际。正坐或仰卧，内踝尖直上4横指（一夫）处，胫骨内侧面后缘取穴。主治脾胃虚弱，月经不调，水肿，遗尿，荨麻疹。

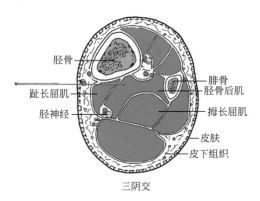

胫骨

趾长屈肌

胫神经

腓骨
胫骨后肌

拇长屈肌

皮肤

皮下组织

三阴交

　　漏谷（SP7）：在小腿内侧，内踝尖上6寸，胫骨内侧缘后际。正坐或仰卧取穴。主治肠鸣腹胀，水肿，小便不利。

　　地机（SP8）：足太阴之郄穴。在小腿内侧，阴陵泉（SP9）下3寸，胫骨内侧缘后际。正坐或仰卧，于阴陵泉直下3寸，胫骨内侧面后缘处取穴。主治腹胀腹痛，痛经。

　　阴陵泉（SP9）：五输穴之一，本经合穴。在小腿内侧，胫骨内侧髁下缘与胫骨内侧缘之间的凹陷中。正坐屈膝或仰卧，于膝部内侧，胫骨内侧髁后下方胫骨粗隆下缘平齐处取穴。主治腹痛，水肿，小便不利。

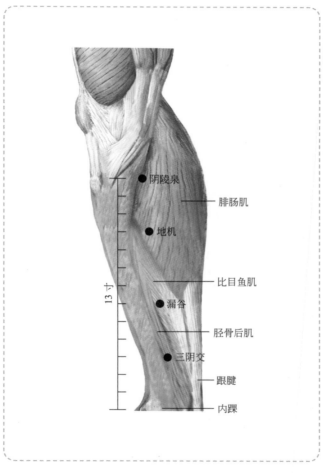

阴陵泉

腓肠肌

地机

比目鱼肌

漏谷

胫骨后肌

三阴交

跟腱

13 寸

内踝

血海（SP10）：在股前区，髌底内侧端上2寸，股内侧肌隆起处。正坐屈膝，于髌骨内上缘上2寸，当股内侧肌凸起中点处取穴；或正坐屈膝，医生面对病人，用手掌按在病人膝盖骨上，掌心对准膝盖骨顶端，拇指向内侧，当拇指尖所到之处是穴。主治腹胀，月经不调，荨麻疹。

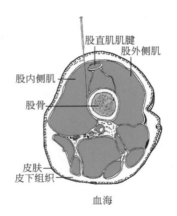

股直肌肌腱
股外侧肌
股内侧肌
股骨
皮肤
皮下组织

血海

箕门（SP11）：在股前区，髌底内侧端与冲门的连线上1/3与下2/3交点，长收肌和缝匠肌交角的动脉搏动处。正坐屈膝或仰卧，两腿微张开于缝匠肌内侧缘，距血海上6寸处取穴。主治小便不通，遗尿。

冲门（SP12）：在腹股沟区，腹股沟斜纹中，髂外动脉搏动处的外侧。仰卧，先取曲骨穴，曲骨穴旁开3.5寸处取之。主治腹痛，小便不利。

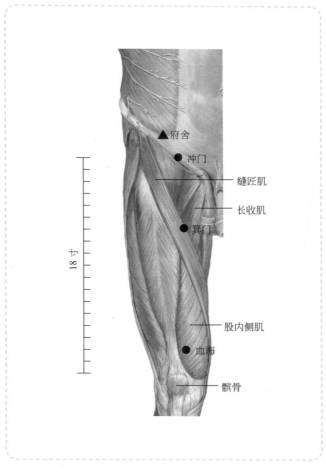

▲ 府舍

● 冲门

缝匠肌

长收肌

● 箕门

18寸

股内侧肌

● 血海

髌骨

府舍（SP13）：在下腹部，脐中下4.3寸，前正中线旁开4寸。仰卧，先于曲骨穴0.7寸处作点，此点旁开4寸处是穴。主治腹痛，霍乱吐泻，疝气，积聚。

腹结（SP14）：在下腹部，脐中下1.3寸，前正中线旁开4寸。仰卧，先取气海，于其旁4寸，再略向上0.2寸处取穴。主治绕脐腹痛，泄泻，疝气。

大横（SP15）：在腹部，脐中旁开4寸。仰卧取穴。主治腹胀，腹痛，痢疾，泄泻，便秘。

腹哀（SP16）：在上腹部，脐中上3寸，前正中线旁开4寸。仰卧，先取脐中旁开4寸的大横，于其直上3寸处取穴。主治绕脐痛，消化不良，便秘，痢疾。

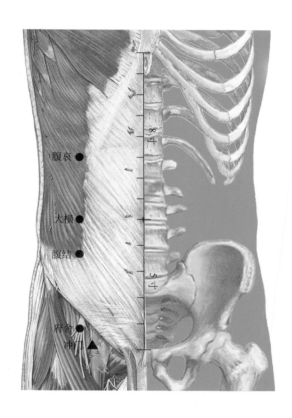

腹哀

大横

腹结

府舍
冲门

8寸

5寸

食窦（SP17）：在胸部，第5肋间隙，前正中线旁开6寸。仰卧，先取乳中，于其旁开2寸，再向下一肋，适当第5肋间隙处取穴。主治胸胁胀痛，胸引背痛不得卧。

天溪（SP18）：在胸部，第4肋间隙，前正中线旁开6寸。仰卧，先取乳中，于其旁开2寸处，在第4肋间隙处。主治胸痛，咳嗽。

胸乡（SP19）：在胸部，第3肋间隙，前正中线旁开6寸。仰卧，先取乳中，于其旁开2寸，再向上一肋，当第3肋间隙处取穴。主治胸胁胀痛，咳嗽。

周荣（SP20）：在胸部，第2肋间隙，前正中线旁开6寸。仰卧，先取乳中，于其旁开2寸，再向上二肋，当第2肋间隙处取穴。主治胁肋痛，咳嗽。

大包（SP21）：脾之大络。在胸外侧区，第6肋间隙，在腋中线上。侧卧举臂，于第6肋间隙之腋中线上取穴。主治胸胁痛，气喘。

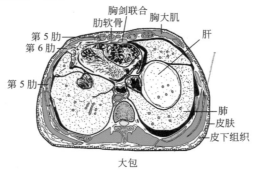

大包

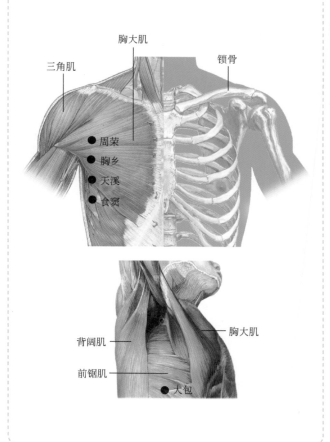

三角肌

胸大肌

锁骨

● 周荣

● 胸乡

● 天溪

● 食窦

背阔肌

前锯肌

胸大肌

● 大包

第六章
手少阴心经经穴

经络循行

心手少阴之脉，起于心中，出属心系，下膈，络小肠。其支者：从心系，上挟咽，系目系。其直者：复从心系，却上肺，下出腋下，下循臑内后廉，行太阴、心主之后，下肘内，循臂内后廉，抵掌后锐骨（手豌豆骨）之端，入掌内后廉，循小指之内，出其端。

经穴速记歌诀

HT九穴是心经，起于极泉止少冲，神志血病痛痒疮，
烦热悸汗皆可用，极泉腋窝动脉牵，青灵肘上三寸觅，
少海骨髁纹头间，灵道掌后一寸半，通里掌后一寸间，
阴郄五分在掌后，神门腕横纹上取，少府握拳小指尖，
少冲小指外甲角。

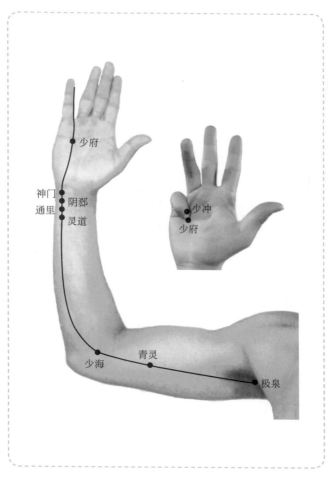

少府

神门
阴郄
通里
灵道

少冲
少府

少海
青灵
极泉

快速取穴 ∙∙∙

极泉（HT1）：在腋区，腋窝中央，腋动脉搏动处。屈肘，手掌按于后枕，于腋窝中部有动脉搏动处取穴，上臂外展位取穴。主治心痛，四肢不举。

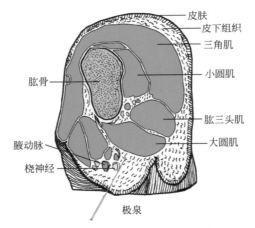

极泉

青灵（HT2）：在臂前区，肘横纹上3寸，肱二头肌的内侧沟中。伸肘，先取肘横纹尺侧端的少海，于少海穴直上3寸，与极泉成直线位上取之。主治头痛，肩臂痛。

少海（HT3）：五输穴之一，本经合穴。在肘前区，横平肘横纹，肱骨内上髁前缘。屈肘举臂，以手抱头，在肘内侧横纹尽头处取穴。主治心痛，癫痫。

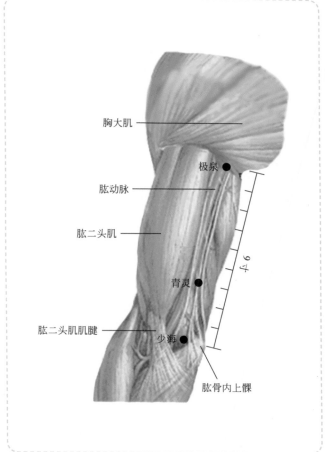

胸大肌

极泉 ●

肱动脉

肱二头肌

青灵 ●

9寸

肱二头肌肌腱

少海 ●

肱骨内上髁

灵道（HT4）：五输穴之一，本经经穴。在前臂前区，腕掌侧远端横纹上1.5寸，尺侧腕屈肌腱的桡侧缘。仰掌，于尺侧腕屈肌腱桡侧缘，腕横纹上1.5寸处取穴。主治心痛，手麻不仁。

　　通里（HT5）：本经络穴。在前臂前区，腕掌侧远端横纹上1寸，尺侧腕屈肌腱的桡侧缘。仰掌，于尺侧腕屈肌腱桡侧缘，腕横纹上1寸取之。主治心痛，头痛。

　　阴郄（HT6）：手少阴之郄穴。在前臂前区，腕掌侧远端横纹上0.5寸，尺侧腕屈肌腱的桡侧缘。仰掌，于尺侧腕屈肌腱桡侧缘，腕横纹上0.5寸处取穴。主治盗汗，失语。

　　神门（HT7）：五输穴之一，本经输穴；心经之原穴。在腕前区，腕掌侧远端横纹尺侧端，尺侧腕屈肌腱的桡侧缘。仰掌，于豌豆骨后缘桡侧，当掌后第一横纹上取穴。主治心悸，不寐，痴呆，头昏，咽干。

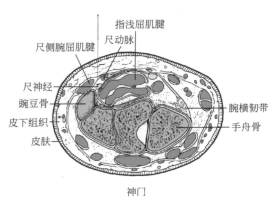

指浅屈肌腱
尺动脉
尺侧腕屈肌腱
尺神经
豌豆骨
皮下组织
皮肤
腕横韧带
手舟骨

神门

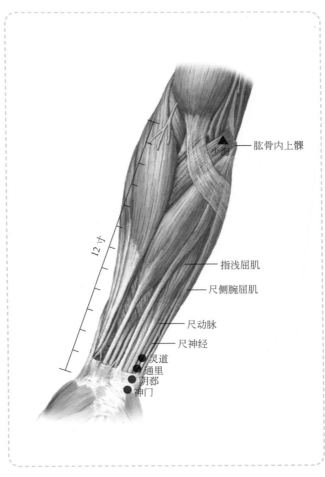

少海

肱骨内上髁

指浅屈肌

尺侧腕屈肌

尺动脉

尺神经

12寸

灵道
通里
阴郄
神门

少府（HT8）：五输穴之一，本经荥穴。在手掌，横平第5掌指关节近端，第4、5掌骨之间。仰掌，手指屈向掌心横纹，当小指指尖下凹陷处取穴。主治心悸，胸痛，善惊，阴痒。

少冲（HT9）：五输穴之一，本经井穴。在手指，小指末节桡侧，指甲根角侧上方0.1寸（指寸）。微握拳，掌心向下，小指上翘，于小指爪甲桡侧缘与基底部各作一线，两线相交处取穴。主治癫狂，昏迷。

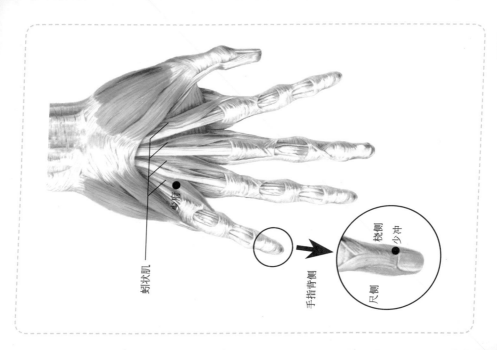

蚓状肌

少府

手指背側

桡侧
少冲
尺侧

经络循行

小肠手太阳之脉，起于小指之端，循手外侧上腕，出踝中，直上循臂骨下廉，出肘内侧两骨之间，上循臑外后廉，出肩解（肩关节），绕肩胛，交肩上，入缺盆，络心，循咽下膈，抵胃，属小肠。其支者：从缺盆循颈，上颊，至目锐眦，却入耳中。其支者：别颊上䪼（眼眶下），抵鼻，至目内眦，斜络于颧。

经穴速记歌诀

SI十九手小肠，少泽小指内甲角，
头项耳目热神志，前谷泽后节前方，
洋疮痈肿浪满良，阳谷三角骨后取，
后溪握拳节后取，腕骨腕前骨陷当，
小海二骨之中取，支正腕后骨上五寸，
养老转手髁空藏，臑俞肩后骨下方，
肩贞纹头上一寸，天宗冈下窝中取，
秉风冈上窝中央，曲垣肩中内上缘，
陶道务三外俞旁，天窗扶耳大筋务，
大椎务二中俞六，天容耳后曲颊后，
颧髎颧骨下廉乡，听宫之穴归何处，
耳屏中前陷中央。

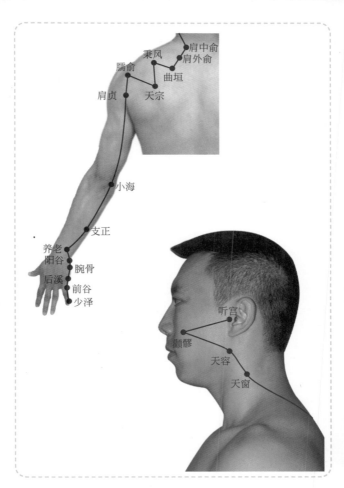

秉风
肩中俞
肩外俞
臑俞
曲垣
肩贞
天宗
小海
支正
养老
阳谷
腕骨
后溪
前谷
少泽
听宫
颧髎
天容
天窗

快速取穴 ●●●●●●●●●●●●●●●●●●●●●●●●●●●●

少泽（SI1）：五输穴之一，本经井穴。在手指，小指末节尺侧，距指甲根角侧上方0.1寸（指寸）。微握拳，掌心向下，伸直小指，于小指爪甲尺侧缘与基底部各作一线，两线相交处取穴。主治中风昏迷，目生翳膜，产后无乳。

前谷（SI2）：五输穴之一，本经荥穴。在手指，第5掌指关节尺侧远端赤白肉际凹陷中。微握拳，于第5掌指关节前缘赤白肉际处取穴。主治头项痛，臂痛不得举。

后溪（SI3）：在手内侧，第5掌指关节尺侧近端赤白肉际凹陷中。在手掌尺侧，微握拳，第5掌指关节后的远侧掌横纹头赤白肉际处取穴。主治疟疾，耳鸣，癫狂，头项急痛。

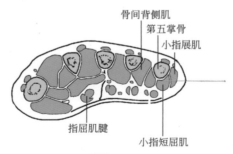

骨间背侧肌
第五掌骨
小指展肌
指屈肌腱
小指短屈肌

后溪

腕骨（SI4）：小肠经之原穴。在腕区，第5掌骨基底与三角骨之间的赤白肉际凹陷中。微握拳，掌心向前，在第5掌骨尺侧后下方取穴。主治黄疸，消渴。

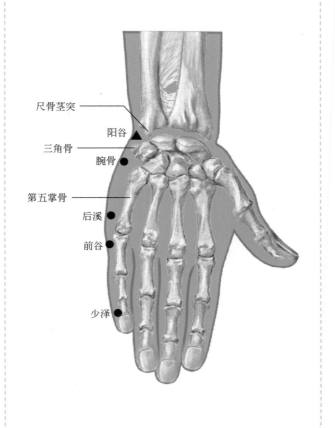

尺骨茎突
阳谷
三角骨
腕骨
第五掌骨
后溪
前谷
少泽

阳谷（SI5）：五输穴之一，本经经穴。在腕后区，尺骨茎突与三角骨之间的凹陷中。俯掌，由腕骨穴直上，相隔一骨（三角骨）的凹陷处取穴。主治头痛，腕痛。

　　养老（SI6）：手太阳之郄穴。在前臂后区，腕背横纹上1寸，尺骨头桡侧凹陷中。屈肘，掌心向胸，在尺骨小头的桡侧缘上，与尺骨小头最高点平齐的骨缝中取穴。或掌心向下，用另一手指按在尺骨小头的最高点，然后掌心转向胸部，当手指滑入骨缝中取穴。主治目视不明，急性腰痛。

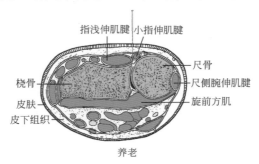

指浅伸肌腱　小指伸肌腱

桡骨

尺骨

尺侧腕伸肌腱

皮肤

旋前方肌

皮下组织

养老

　　支正（SI7）：本经络穴。在前臂后区，腕背侧远端横纹上5寸，尺骨尺侧与尺侧腕屈肌之间。屈肘俯掌，在腕背横纹上5寸尺骨内侧缘处取穴。主治腰背酸痛，四肢无力。

　　小海（SI8）：五输穴之一，本经合穴。在肘后区，尺骨鹰嘴与肱骨内上髁之间凹陷中。屈肘抬臂，与肘窝横纹平齐之尺骨鹰嘴与肱骨内上髁之间。用手指弹敲该部位时有电麻感直达小指。主治手指麻木。

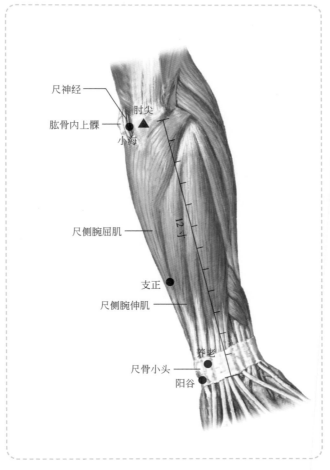

尺神经

肘尖

肱骨内上髁

小海

尺侧腕屈肌

12寸

支正

尺侧腕伸肌

养老

尺骨小头

阳谷

肩贞（SI9）：在肩胛区，肩关节后下方，腋后纹头直上1寸。在肩关节后下方，臂内收时，腋后纹头上1寸处取穴。主治肩胛痛，手臂麻痛。

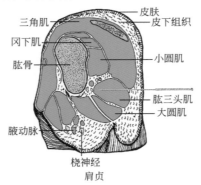

三角肌　　　　　　　　　　皮肤
　　　　　　　　　　　　　皮下组织
冈下肌
肱骨　　　　　　　　　　小圆肌

　　　　　　　　　　　肱三头肌
　　　　　　　　　　　大圆肌
腋动脉

桡神经
肩贞

臑俞（SI10）：在肩胛区，腋后纹头直上，肩胛冈下缘凹陷中。正坐垂肩，上臂内收，用手指从腋后纹头肩贞穴直上推肩胛冈下缘下是穴。主治肩臂酸痛无力，颈项瘰疬。

天宗（SI11）：在肩胛区，肩胛冈中点与肩胛骨下角连线上1/3与下2/3交点凹陷中。前倾坐位或俯卧位，在冈下缘与肩胛骨下角的等分线上，当上、中1/3交点处；或肩胛冈下缘与肩胛骨下角连一直线，与第4胸椎棘突下间平齐处，与臑俞、肩贞成三角形处是穴。主治肩胛痛，乳痈。

秉风（SI12）：在肩胛区，肩胛冈中点上方冈上窝中。前倾坐位或俯卧位，于肩胛冈上窝中央约肩胛冈中点上缘上1寸处取穴，与臑俞、天宗成一三角形处是穴。主治肩胛疼痛不举。

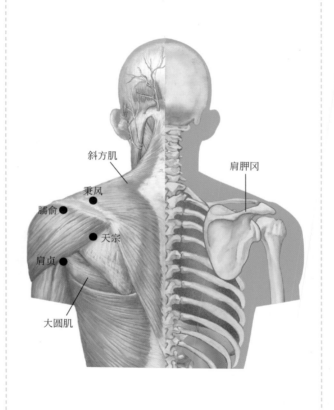

斜方肌

秉风

臑俞

天宗

肩贞

大圆肌

肩胛冈

曲垣（SI13）：在肩胛区，肩胛冈内侧端上缘凹陷中。前倾坐位或俯卧位，于肩胛冈上窝内侧端取穴。主治肩胛疼痛，咳嗽。

肩外俞（SI14）：在脊柱区，第1胸椎棘突下，后正中线旁开3寸。前倾坐位或俯卧位，在第1胸椎棘突下，横平肩胛骨内侧缘的垂直线上取穴。主治肩背酸痛，颈项强急，上肢冷痛。

肩中俞（SI15）：在脊柱区，第7颈椎棘突下，后正中线旁开2寸。前倾坐位或俯卧位，在第7颈椎棘突下，肩胛骨上角的内侧取穴。主治咳嗽，肩背酸痛。

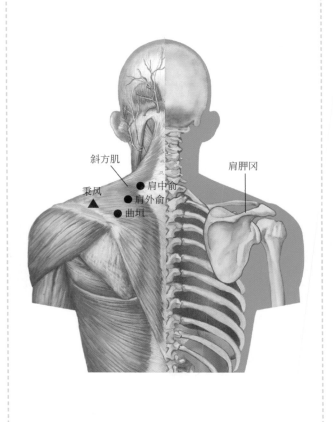

斜方肌

秉风

肩中俞

肩外俞

曲垣

肩胛冈

天窗（SI16）：在颈部，横平喉结，胸锁乳突肌的后缘。正坐或平卧位，平甲状软骨与舌骨肌之间的廉泉穴，于胸锁乳突肌后缘处取穴。主治颈项痛，咽喉肿痛，暴喑不能言。

天容（SI17）：在颈部，下颌角后方，胸锁乳突肌的前缘凹陷中。正坐或仰卧位，平下颌角，在胸锁乳突肌停止部前缘，二腹肌后腹的下缘处是穴。主治咽喉肿痛，耳鸣。

颧髎（SI18）：在面部，颧骨下缘，目外眦直下凹陷中。正坐或仰卧位，于颧骨下缘平线与目外眦角垂线之交点处，约与迎香同高。主治：面痛，口㖞，龈肿齿痛。

听宫（SI19）：在面部，耳屏正中与下颌骨髁突之间的凹陷中。正坐或仰卧位，微张口，于耳屏前缘与下颌骨小头后缘之间凹陷处取穴。主治耳鸣，耳聋。

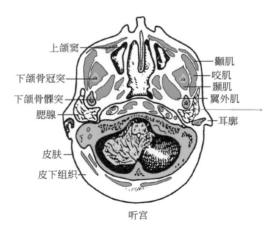

听宫

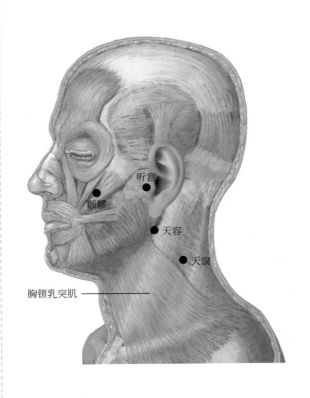

听宫

颧髎

天容

天窗

胸锁乳突肌

第八章
足太阳膀胱经经穴

经络循行

膀胱足太阳之脉，起于目内眦，上额，交巅。其支者：从巅至耳上角。其直者：从巅入络脑，还出别下项，循肩膊，挟脊抵腰中，入循膂（夹脊两旁的肌肉），络肾，属膀胱。其支者：从腰中，下挟脊，贯臀，入腘中。其支者：从膊内左右别下贯胛，挟脊内，过髀枢，循髀外后廉下合腘中——以下贯腨内，出外踝之后，循京骨至小指外侧。

经穴速记歌诀

BL六十七膀胱经，起于睛明至阴终，脏腑头面筋痔腰，
热病神志身后凭，内眦上外是睛明，眉头陷中攒竹取，
眉冲直上旁神庭，曲差庭旁一寸半，五处直后上星平，
承光通天络却穴，后行俱是寸半程，玉枕脑户旁寸三，
天柱筋外发际凭，再下脊旁寸半寻，第一大杼二风门，

三椎肺俞四厥阴，　心五督六膈俞七，　九肝十胆仔细分，
十一脾俞十二胃，　十三三焦十四肾，　气海十五大肠六，
七八关元小肠俞，　十九膀胱廿中膂，　廿一椎旁白环俞，
上次中下四髎穴，　骶骨两旁骨陷中，　尾骨之旁会阳穴，
承扶臀下横纹中，　殷门扶下六寸当，　浮郄委阳上一寸，
委阳腘窝外筋旁，　委中腘窝纹中央，　第二侧线再细详，
以下挟脊开三寸，　二三附分魄户当，　四椎膏肓神堂五，
六七譩譆膈关藏，　第九魂门阳纲十，　十一意舍二胃仓，
十三肓门四志室，　十九胞肓廿一秩，　小腿各穴牢牢记，
纹下二寸寻合阳，　承筋合阳承山间，　承山腨下分肉藏，
飞扬外踝上七寸，　跗阳踝上三寸良，　昆仑外踝跟腱间，
仆参跟骨外下方，　踝下五分申脉穴，　踝前骹陷金门乡，
大骨外下寻京骨，　关节之后束骨良，　通谷节前陷中好，
至阴小趾外甲角，　六十七穴分三段，　头后中外次第找。

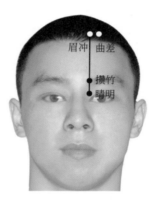

眉冲　曲差

攒竹

睛明

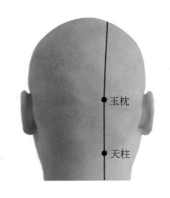

玉枕

天柱

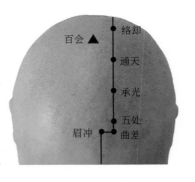

络却

通天

承光

五处

百会 ▲

眉冲

曲差

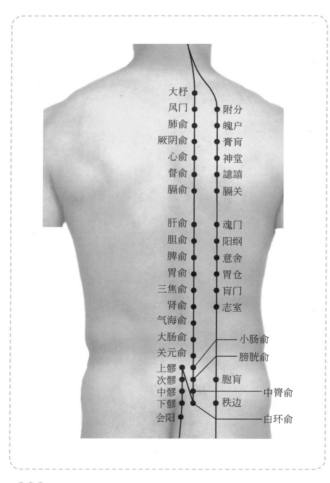

大杼
风门
肺俞
厥阴俞
心俞
督俞
膈俞

肝俞
胆俞
脾俞
胃俞
三焦俞
肾俞
气海俞
大肠俞
关元俞
上髎
次髎
中髎
下髎
会阳

附分
魄户
膏肓
神堂
譩譆
膈关

魂门
阳纲
意舍
胃仓
肓门
志室

小肠俞
膀胱俞
胞肓
中膂俞
秩边
白环俞

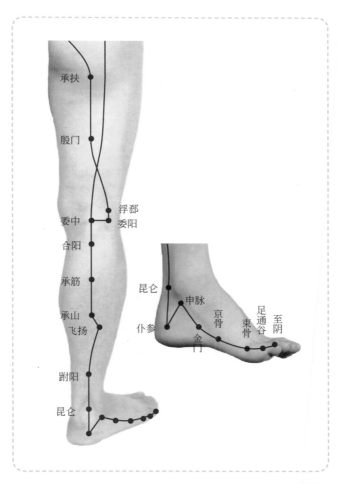

承扶
殷门
浮郄
委阳
委中
合阳
承筋
昆仑
申脉
承山
京骨
足通谷
飞扬
仆参
束骨
至阴
金门
跗阳
昆仑

快速取穴 ....

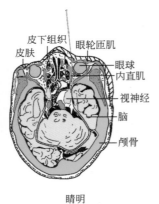

皮下组织
皮肤
眼轮匝肌
眼球
内直肌
视神经
脑
颅骨

睛明

睛明（BL1）：在面部，目内眦内上方眶内侧壁凹陷中。正坐仰靠或仰卧位取穴。主治目赤肿痛，迎风流泪，内眦痒痛，目视不明，急性腰扭伤。

攒竹（BL2）：在面部，眉头凹陷中，额切迹处。正坐仰靠或仰卧位取穴。主治头痛，眉棱骨痛，口眼㖞斜。目赤肿痛，膈肌痉挛。

眉冲（BL3）：在头部，额切际直上入发际0.5寸。正坐仰靠或仰卧位，于神庭穴平线与攒竹穴垂线之交点处取穴。主治眩晕，头痛，鼻塞，目视不明。

曲差（BL4）：在头部，前发际正中直上0.5寸，旁开1.5寸。正坐仰靠或仰卧位，于神庭与头维连线的内1/3与中1/3交点上取穴。主治头痛，鼻塞，鼻衄。

五处（BL5）：在头部，前发际正中直上1.0寸，旁开1.5寸。正坐仰靠，先取曲差，于其直上0.5寸处取穴。主治小儿惊风，头痛，目眩，目视不明。

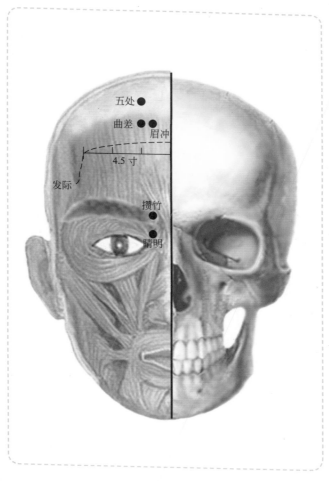

五处 ●
曲差 ● ● 眉冲
4.5 寸
发际
攒竹 ●
睛明 ●

承光（BL6）：在头部，前发际正中直上2.5寸，旁开1.5寸。正坐或仰卧位，先取曲差，于其后2寸处取穴。主治头痛，目眩，目视不明。

通天（BL7）：在头部，前发际正中直上4.0寸，旁开1.5寸处。正坐仰靠位，先取曲差，于其后4.0寸处取穴；或先取百会，在百会穴旁开1.5寸，再向前1.0寸处取穴。主治头痛，头重。

络却（BL8）：在头部，前发际正中直上5.5寸，旁开1.5寸。正坐或仰卧位，先取百会，在百会穴旁开1.5寸，再向后0.5寸处取穴。主治眩晕，癫狂，鼻塞。

玉枕（BL9）：在头部，后发际正中直上2.5寸，旁开1.3寸。正坐或俯卧位，先取枕外粗隆上缘凹陷处的脑户穴，当脑户旁开1.3寸处是穴。主治头痛。

天柱（BL10）：在颈后区，横平第2颈椎棘突上际，斜方肌外缘凹陷中。正坐低头或俯卧位，先取哑门，再旁开1.3寸，当斜方肌外侧取之。主治项强，肩背痛。

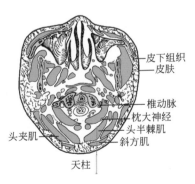

皮下组织
皮肤
椎动脉
枕大神经
头半棘肌
斜方肌
头夹肌
天柱

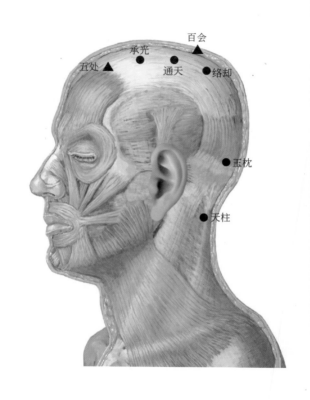

百会

承光

五处 ▲

通天

络却

玉枕

天柱

大杼（BL11）：八会穴之一，骨会大杼。督脉别络。在脊柱区，当第1胸椎棘突下，后正中线旁开1.5寸。正坐低头或俯卧位，于第1胸椎棘突下，先取陶道穴，旁开1.5寸处是穴。主治颈项强，肩背痛，喘息，胸胁支满。

风门（BL12）：在脊柱区，第2胸椎棘突下，后正中线旁开1.5寸。俯卧位取穴。主治伤风咳嗽，发热头痛。

肺俞（BL13）：背俞之一，肺之背俞穴。在脊柱区，第3胸椎棘突下，后正中线旁开1.5寸。俯卧位取穴。主治咳嗽上气，胸满喘逆，脊背疼痛。

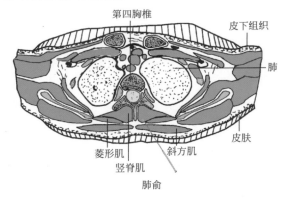

厥阴俞（BL14）：背俞之一，心包之背俞穴。在脊柱区，当第4胸椎棘突下，后正中线旁开1.5寸。俯卧位取穴。主治心痛，心悸，胸闷。

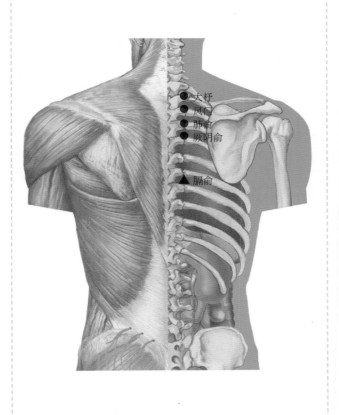

大杼
风门
肺俞
厥阴俞

膈俞

心俞（BL15）：背俞之一，心之背俞穴。在脊柱区，第5胸椎棘突下，后正中线旁开1.5寸。俯卧位取穴。主治心悸，气喘，失眠，梦遗。

督俞（BL16）：在脊柱区，第6胸椎棘突下，后正中线旁开1.5寸。俯卧位取穴。主治心痛，腹胀，肠鸣，呃逆。

膈俞（BL17）：八会穴之一，血会膈俞。在脊柱区，第7胸椎棘突下，后正中线旁开1.5寸。俯卧位，于第7胸椎棘突下至阳穴旁开1.5寸取穴，约与肩胛下角相平。主治血证，胸痛，呃逆，荨麻疹。

肝俞（BL18）：背俞之一，肝之背俞穴。在脊柱区，第9胸椎棘突下，后正中线旁开1.5寸。俯卧位取穴。主治胸胁支满，黄疸，雀目，寒疝，痛经。

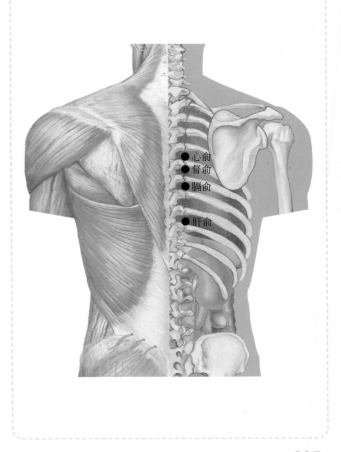

● 心俞
● 督俞
● 膈俞

● 肝俞

胆俞（BL19）：背俞之一，胆之背俞穴。在脊柱区，第10胸椎棘突下，后正中线旁开1.5寸。俯卧位取穴。主治黄疸，肺痨。

脾俞（BL20）：背俞之一，脾之背俞穴。在脊柱区，第11胸椎棘突下，后正中线旁开1.5寸。俯卧位取穴。主治腹胀，泄泻，便血，消渴。

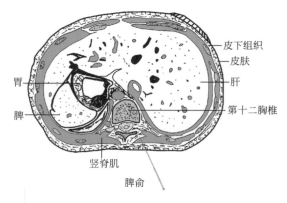

皮下组织

皮肤

胃

脾

肝

第十二胸椎

竖脊肌

脾俞

胃俞（BL21）：背俞之一，胃之背俞穴。在脊柱区，第12胸椎棘突下，后正中线旁开1.5寸。俯卧位取穴。主治胃脘痛，呕吐，小儿疳积。

三焦俞（BL22）：背俞之一，三焦之背俞穴。在脊柱区，第1腰椎棘突下，后正中线旁开1.5寸。俯卧位取穴。主治水肿，小便不利。

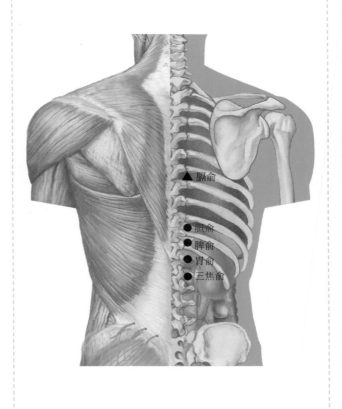

▲ 膈俞

● 胆俞
● 脾俞
● 胃俞
● 三焦俞

肾俞（BL23）：背俞之一，肾之背俞穴。在脊柱区，第2腰椎棘突下，后正中线旁开1.5寸。俯卧位，先取与脐相对的命门穴，再于命门旁1.5寸处取穴。主治遗精，阳痿，月经不调，水肿，腰膝酸痛。

气海俞（BL24）：在脊柱区，第3腰椎棘突下，后正中线旁开1.5寸。俯卧位取穴。主治痛经，痔漏，腰痛，腿膝不利。

大肠俞（BL25）：背俞之一，大肠之背俞穴。在脊柱，当第4腰椎棘突下，后正中线旁开1.5寸。俯卧位取穴。主治腹痛，泄泻，便秘，腰脊强痛。

关元俞（BL26）：在脊柱区，第5腰椎棘突下，后正中线旁开1.5寸。俯卧位取穴。主治腹胀，泄泻，小便不利，遗尿，腰痛。

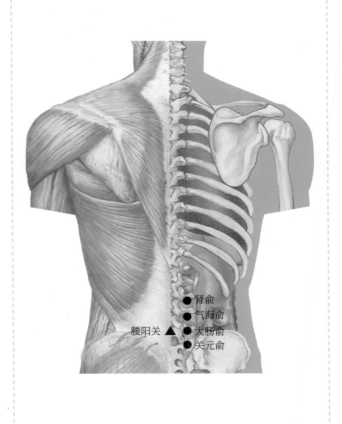

肾俞
气海俞
大肠俞
关元俞
腰阳关 ▲

099

小肠俞（BL27）：背俞穴之一，膀胱之背俞穴。在骶区，横平第1骶后孔，骶正中嵴旁1.5寸。俯卧位，于第一骶骨下间后正中线旁开1.5寸处取穴。主治痢疾，泄泻，疝气，痔疾。

膀胱俞（BL28）：背俞穴之一，膀胱之背俞穴。在骶区，横平第2骶后孔，骶正中嵴旁1.5寸。俯卧位，于第二骶椎下间后正中线旁开1.5寸处取穴。主治小便赤涩，癃闭，遗尿，遗精。

中膂俞（BL29）：在骶区，横平第3骶后孔，骶正中嵴旁1.5寸。俯卧位，于第3骶椎下间后正中线旁开1.5寸处取穴。主治腰脊强痛，消渴，疝气，痢疾。

白环俞（BL30）：在骶区，横平第4骶后孔，骶正中嵴旁1.5寸。俯卧位，于第4骶椎下间后正中线旁开1.5寸处取穴。主治白带，月经不调，遗精，腰腿痛。

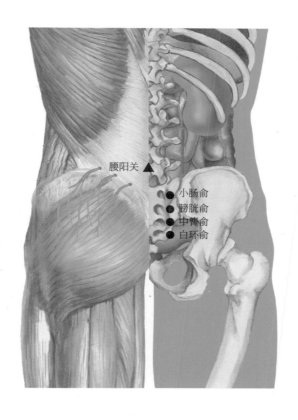

腰阳关 ▲

小肠俞
膀胱俞
中膂俞
白环俞

上髎（BL31）：在骶区，正对第1骶后孔中。俯卧位，食指尖按在小肠俞与后正中线之间，小指按在尾骨上方小黄豆大圆骨突起（骶角）的上方，中指与无名指等距离分开按放，各指尖所到之处：食指尖为上髎，中指尖为次髎，小指尖为下髎。主治月经不调，遗精，阳痿，二便不利，腰膝痛。

次髎（BL32）：在骶区，正对第2骶后孔中。俯卧位取穴。主治同上髎。

中髎（BL33）：在骶区，正对第3骶后孔中。俯卧位取穴。主治同上髎。

下髎（BL34）：在骶区，正对第4骶后孔中。俯卧位取穴。主治同上髎。

会阳（BL35）：在骶区，尾骨端旁开0.5寸。跪伏位取穴。主治泄泻，痔疾，阳痿，带下。

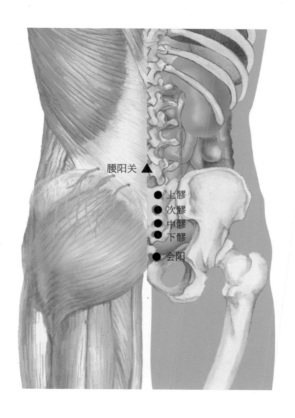

腰阳关 ▲

● 上髎
● 次髎
● 中髎
● 下髎
● 会阳

承扶（BL36）：在股后区，臀沟的中点。俯卧位取穴。主治腰骶疼痛，下肢瘫痪，痔疮。

殷门（BL37）：在股后区，臀沟下6寸，股二头肌与半腱肌之间。俯卧位取穴。主治腰、骶、臀、股部疼痛，下肢瘫痪。

浮郄（BL38）：在膝后区，腘横纹上1寸，股二头肌肌腱的内侧缘。俯卧位，先取膝窝正中外1寸的委阳穴，于其直上1寸，股二头肌肌腱内侧处取穴。主治腘筋挛急，下肢瘫痪。

委阳（BL39）：下合穴之一，三焦之下合穴。在膝部，腘横纹上，当股二头肌肌腱内侧缘。俯卧位，先取腘窝正中的委中穴，向外1寸处取穴。主治遗溺，癃闭，便秘。

委中（BL40）：五输穴之一；本经合穴。在膝后区，腘横纹中点。俯卧位，在腘横纹中点，当股二头肌腱与半腱肌的中间。主治腰脊痛，半身不遂，疔疮，吐泻。

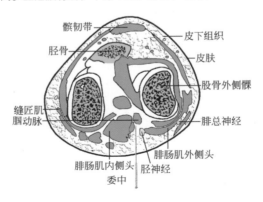

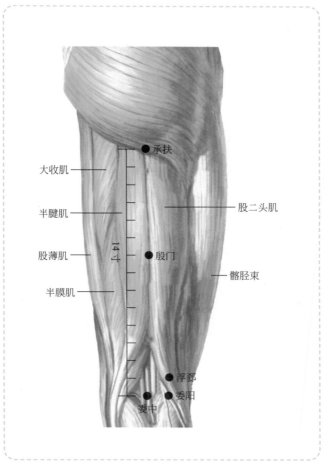

承扶

大收肌

半腱肌

股二头肌

股薄肌

殷门

髂胫束

半膜肌

14 寸

浮郄

委阳

委中

附分（BL41）：在脊柱区，第2胸椎棘突下，后正中线旁开3寸。俯卧位取穴。主治肩背疼痛，颈项强痛。

魄户（BL42）：在脊柱区，第3胸椎棘突下，后正中线旁开3寸。俯卧位取穴。主治咳喘，项强，肩背痛。

膏肓（BL43）：在脊柱区，第4胸椎棘突下，后正中线旁开3寸。俯卧位取穴。本穴用于治疗各种中医辨证属慢性虚损的病证：肺痨，咳嗽，气喘，盗汗，健忘，遗精，完谷不化。

神堂（BL44）：在脊柱区，第5胸椎棘突下，后正中线旁开3寸。俯卧位取穴。主治同心俞。

譩譆（BL45）：在脊柱区，第6胸椎棘突下，后正中线旁开3寸。俯卧位取穴。主治咳嗽，气喘，肩背痛，季胁痛。

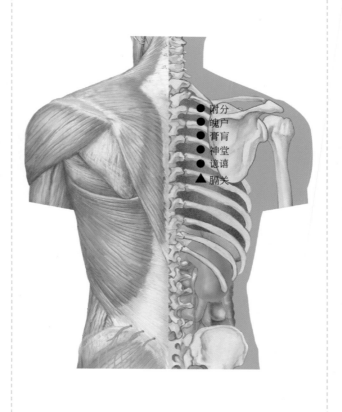

● 附分
● 魄户
● 膏肓
● 神堂
● 谚语
▲ 膈关

膈关（BL46）：在脊柱区，第7胸椎棘突下，后正中线旁开3寸。俯卧位，先取约与肩胛骨下角平齐的至阳穴，于至阳穴旁开3寸处取穴。主治饮食不下，呕吐，嗳气，脊背强痛。

魂门（BL47）：在脊柱区，第9胸椎棘突下，后正中线旁开3寸。俯卧位取穴。主治胸胁胀痛，肠鸣泄泻，背痛。

阳纲（BL48）：在脊柱区，第10胸椎棘突下，后正中线旁开3寸。俯卧位取穴。主治黄疸，腹痛，消渴。

意舍（BL49）：在脊柱区，第11胸椎棘突下，后正中线旁开3寸。俯卧位取穴。主治腹胀，泄泻，纳呆。

胃仓（BL50）：在脊柱区，第12胸椎棘突下，后正中线旁开3寸。俯卧位取穴。主治胃痛，小儿食积，水肿，背痛。

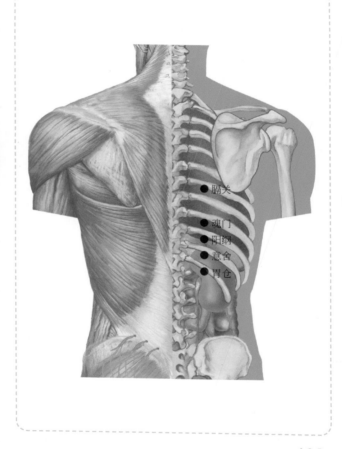

膈关

魂门
阳纲
意舍
胃仓

肓门（BL51）：在腰区，第1腰椎棘突下，后正中线旁开3寸。俯卧位取穴。主治痞块，妇人乳疾，上腹痛，便秘。

志室（BL52）：在腰区，第2腰椎棘突下，后正中线旁开3寸。俯卧位取穴。主治遗精，阳痿，阴痛水肿，小便不利，腰脊强痛。

胞肓（BL53）：在骶区，横平第2骶后孔，骶正中嵴旁开3寸。俯卧位取穴。在臀部，平第2骶后孔，骶正中嵴旁开3寸。主治小便不利，腰脊痛，腹胀，肠鸣，便秘。

秩边（BL54）：在骶区，横平第4骶后孔，骶正中嵴旁开3寸。俯卧位，与骶管裂孔相平，后正中线旁开3寸处取穴。主治腰骶痛，下肢痿痹，痔疾，大小便不利。

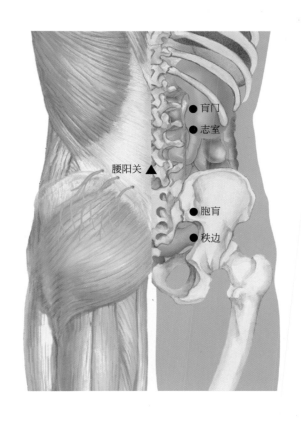

● 肓门
● 志室
腰阳关 ▲
● 胞肓
● 秩边

合阳（BL55）：在小腿后区，腘横纹下2寸，腓肠肌内、外侧头之间。俯卧或正坐垂足位，于腘窝横纹中点，委中穴直下2寸处取穴。主治腰脊痛，下肢酸痛，瘘痹，崩漏，带下。

承筋（BL56）：小腿后区，腘横纹下5寸，腓肠肌两肌腹之间。俯伏或正坐垂足，于腓肠肌之中央取穴，当合阳与承山之间。主治小腿痛，腰脊拘急，转筋，痔疮。

承山（BL57）：在小腿后区，腓肠肌两肌腹与肌腱交角处。俯卧位，下肢伸直，足趾挺而向上，其腓肠肌部出现人字陷纹，从其尖下取穴。主治痔疮，便秘，腰背疼，腿痛。

飞扬（BL58）：膀胱经之络穴。在小腿后区，昆仑（BL60）直上7寸，腓肠肌外下缘与跟腱移行处。正坐垂足取穴。主治腰腿痛，膝胫无力，小腿酸痛。

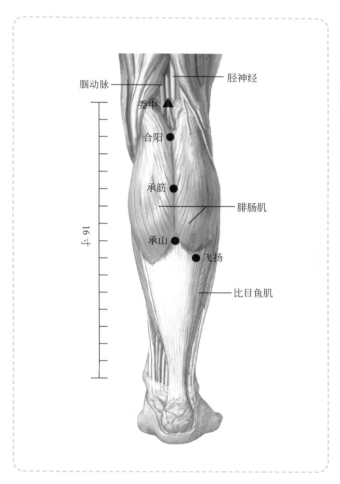

腘动脉 ——

胫神经

委中 ▲

合阳 ●

承筋 ●

腓肠肌

承山 ●

飞扬 ●

比目鱼肌

16寸

跗阳（BL59）：阳跷脉之郄穴。在小腿后区，昆仑（BL60）直上3寸，腓骨与跟腱之间。正坐垂足或俯卧位，于外踝尖与跟腱连线中点的昆仑穴直上3寸处取穴。主治腰、骶、髋、股后外疼痛。

昆仑（BL60）：五输穴之一，本经经穴。在踝区，外踝尖与跟腱之间的凹陷中。正坐垂足着地或俯卧取穴。主治头痛，腰骶疼痛。

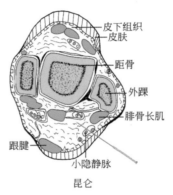

皮下组织
皮肤
距骨
外踝
腓骨长肌
跟腱
小隐静脉

昆仑

仆参（BL61）：在跟区，昆仑（BL60）直下，跟骨外侧，赤白肉际处。正坐、垂足着地或俯卧位取穴。主治下肢痿弱，足跟痛。

申脉（BL62）：八脉交会之一，交阳跷脉。在踝区，外踝尖直下，外踝下缘与跟骨之间凹陷中。正坐垂足着地或仰卧位，在外踝直下0.5寸，前后有筋，上有踝骨，下有软骨，其穴居中。主治失眠，癫痫，头痛，眩晕。

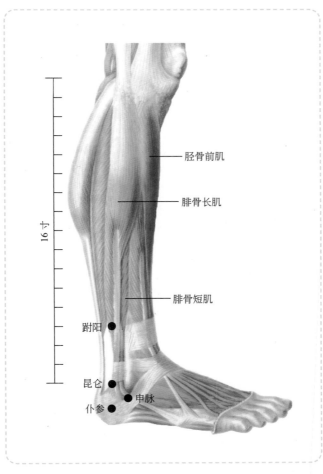

16寸

胫骨前肌

腓骨长肌

腓骨短肌

跗阳

昆仑

申脉

仆参

金门（BL63）：足太阳之郄穴。在足背，外踝前缘直下，第5跖骨粗隆后方，骰骨下缘凹陷中。正坐垂足着地或仰卧，于申脉穴前下方0.5寸，骰骨外侧凹陷中取穴。主治头风，足部扭伤。

京骨（BL64）：膀胱经之原穴。在跖区，第5跖骨粗隆前下方，赤白肉际处。正坐垂足着地或仰卧位取穴。主治头痛，眩晕。

束骨（BL65）：五输穴之一，本经输穴。在跖区，第5跖趾关节的近端，赤白肉际处。正坐垂足着地或仰卧位取穴。主治头痛，目赤，痔疮，下肢痛。

足通谷（BL66）：五输穴之一，本经荥穴。在足趾，第5跖趾关节的远端，赤白肉际处。正坐垂足着地取穴。主治头痛。

至阴（BL67）：五输穴之一，本经井穴。在足趾，小趾末节外侧，趾甲根角侧后方0.1寸（指寸）。正坐垂足着地或仰卧位，于足小趾爪甲外侧缘与基底部各作一线，两线交点处即是。主治胎位不正，难产。

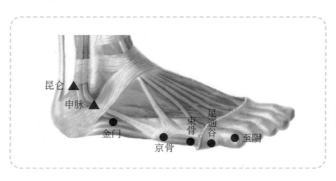

第九章

足少阴肾经经穴

经络循行

肾足少阴之脉：起于小指之下，邪走足心，出于然谷（舟骨粗隆）之下，循内踝之后，别入跟中，以上踹内，出腘内廉，上股骨内后廉，贯脊属肾，络膀胱。其直者：从肾，上贯肝膈，入肺中，循喉咙，挟舌本。其支者：从肺出，络心，注肺中，循喉咙，挟舌本。

经穴速记歌诀

KI二十七肾经属，起于涌泉止俞府，肝心脾肺膀胱肾，
肠腹泌尿生殖喉，足心凹陷是涌泉，舟骨之下取然谷，
太溪内踝跟腱间，大钟溪泉稍后主，水泉太溪下一寸，
照海踝下四分处，复溜踝上二寸取，交信溜前胫骨后，
踝上五寸寻筑宾，膝内两筋取阴谷，从腹中线开半寸，
横骨平取曲骨沿，大赫气穴并四满，中注肓俞平脐看，
商曲又凭下脘取，石关阴都通谷言，幽门适当巨阙旁，
诸穴相距一寸连，再从中线开二寸，穴穴均在肋隙间，
步廊却近中庭穴，神封灵墟神藏间，彧中俞府平璇玑，
都隔一肋仔细研。

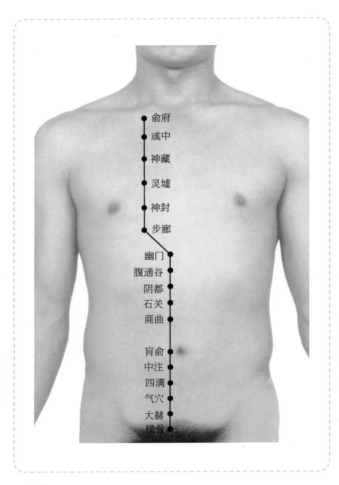

俞府
彧中
神藏
灵墟
神封
步廊
幽门
腹通谷
阴都
石关
商曲
肓俞
中注
四满
气穴
大赫
横骨

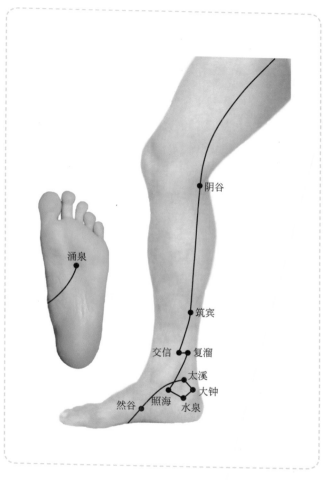

涌泉

阴谷

筑宾

交信　复溜

太溪

大钟

然谷　照海　水泉

快速取穴 ....

涌泉（KI1）：五输穴之一，本经井穴。在足底，屈足蜷趾时足心最凹陷处。仰卧或俯卧位，五趾跖屈，屈足掌，当足底掌心前面正中之凹陷处取穴。主治惊风，难产，足心热，下肢瘫痪。

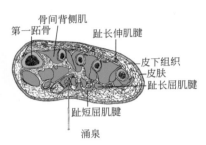

骨间背侧肌
第一跖骨
趾长伸肌腱
皮下组织
皮肤
趾长屈肌腱
趾短屈肌腱
涌泉

然谷（KI2）：五输穴之一，本经荥穴。在足内侧，足舟骨粗隆下方，赤白肉际处。正坐或仰卧，于内踝前下方，舟骨粗隆前下方凹陷处取穴。主治月经不调，胸胁胀满。

太溪（KI3）：五输穴之一，本经输穴；肾经之原穴。在踝区，内踝尖与跟腱之间的凹陷中。正坐或仰卧取穴。主治遗尿，月经不调，失眠，牙痛，腰痛。

大钟（KI4）：本经络穴。在跟区，内踝后下方，跟骨上缘，跟腱附着部前缘凹陷中。正坐或仰卧取穴。主治咽喉肿痛，腰脊强痛。

水泉（KI5）：足少阴之郄穴。在跟区，太溪（KI3）直下1寸，跟骨结节内侧凹陷中。正坐或仰卧取穴。主治小便不利，足跟痛。

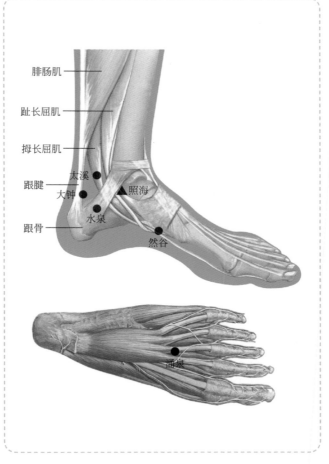

腓肠肌

趾长屈肌

拇长屈肌

跟腱 ● 太溪
 ● 大钟 ▲ 照海
 ● 水泉

跟骨

然谷

涌泉

照海（KI6）：八脉交会穴之一，交阴跷脉。在踝区，内踝尖下1寸，内踝下缘边际凹陷中。正坐或仰卧取穴。主治咽痛，遗精，遗尿，痫病。

复溜（KI7）：五输穴之一，本经经穴。在小腿内侧，内踝尖上2寸，跟腱的前缘。正坐或仰卧，先取太溪，于其直上2寸取穴。主治水肿，腰痛，盗汗。

交信（KI8）：阴跷之郄穴。在小腿内侧，内踝尖上2寸，胫骨内侧缘后际凹陷中。正坐或仰卧，先取复溜，在复溜与胫骨后缘之间取穴。主治月经不调，大便难。

筑宾（KI9）：阴维之郄穴。在小腿内侧，太溪〔KI3〕直上5寸，比目鱼肌与跟腱之间。正坐或仰卧位，先取太溪，于其直上5寸，胫骨内侧面后缘约2寸处取穴。主治脚软无力，小腿痛。

阴谷（KI10）：五输穴之一，本经合穴。在膝后区，腘横纹上，半腱肌肌腱外侧缘。正坐屈膝，从腘横纹内侧端，按取两筋（半膜肌腱和半腱肌腱）之间取穴。主治遗精，阳痿。

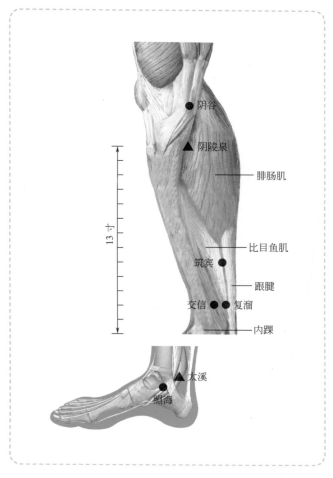

阴谷

阴陵泉

腓肠肌

13 寸

比目鱼肌

筑宾

跟腱

交信 复溜

内踝

太溪

照海

123

横骨（KI11）：在下腹部，脐中下5寸，前正中线旁开0.5寸。仰卧位，先取腹白线上耻骨联合上缘的曲骨，再于旁0.5寸取穴。主治腹胀，腹痛，泄泻，便秘。

大赫（KI12）：在下腹部，脐中下4寸，前正中线旁开0.5寸。仰卧位，先取腹白线上耻骨联合上缘直上1寸的中极，再于其旁0.5寸处取穴。主治遗精，月经不调，不孕，带下。

气穴（KI13）：在下腹部，脐中下3寸，前正中线旁开0.5寸。仰卧位，先取腹白线上耻骨联合上缘直上2寸的关元，再于其旁0.5寸处取穴。主治月经不调，遗精，阳痿。

四满（KI14）：在下腹部，脐中下2寸，前正中线旁开0.5寸。仰卧位，先取腹白线上耻骨联合上缘直上3寸的石门，再于其旁0.5寸处取穴。主治痛经，带下，水肿。

中注（KI15）：在下腹部，脐中下1寸，前正中线旁开0.5寸。仰卧位，先取脐中直下1寸的阴交，再于其旁0.5寸处取穴。主治腹胀，呕吐，泄泻，痢疾。

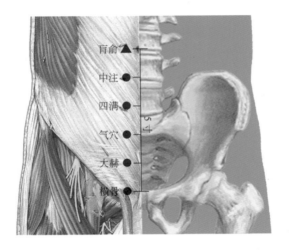

肓俞 ▲
中注 ●
四满 ●
气穴 ●
大赫 ●
横骨 ●

5寸

肓俞（KI16）：在腹中部，脐中旁开0.5寸。仰卧位，先取肚脐，再于其旁0.5寸处取穴。主治腹痛，呕吐。

商曲（KI17）：在上腹部，脐中上2寸，前正中线旁开0.5寸。仰卧位，先取脐中直上2寸的下脘，再于其旁0.5寸处取穴。主治腹痛，呕吐，泄泻，便秘。

石关（KI18）：在上腹部，脐中上3寸，前正中线旁开0.5寸。仰卧位，先取脐中直上3寸的建里，再于其旁0.5寸处取穴。主治经闭，带下，恶露不止。

阴都（KI19）：在上腹部，脐中上4寸，前正中线旁开0.5寸。仰卧位，先取脐中直上4寸的中脘，再于其旁0.5寸处取穴。主治肠鸣，腹痛，便秘。

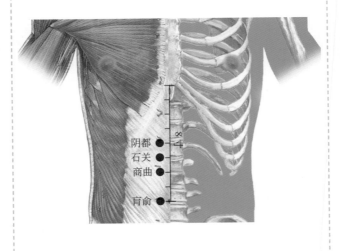

阴都 ●
石关 ●
商曲 ●

肓俞 ●

8寸

腹通谷（KI20）：在上腹部，脐中上5寸，前正中线旁开0.5寸。仰卧位，先取脐中直上5寸的上脘，再于其旁0.5寸处取穴。主治腹痛，呕吐。

幽门（KI21）：在上腹部，脐中上6寸，前正中线旁开0.5寸。仰卧位，先取脐中直上6寸的巨阙，再于其旁0.5寸处取穴。主治呕吐。

步廊（KI22）：在胸部，第5肋间隙，前正中线旁开2寸。仰卧位，于胸骨中线与锁骨中线之间的中点，当第5肋间隙中取穴。主治咳嗽，哮喘，胸痛，乳痈。

神封（KI23）：在胸部，第4肋间隙，前正中线旁开2寸。仰卧位，于胸骨中线与锁骨中线之间的中点，当第4肋间隙中取穴。主治咳喘，呕吐，胸痛，乳痈。

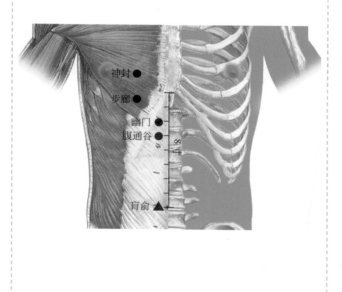

神封 ●

步廊 ●

幽门 ●

腹通谷 ●

8寸

肓俞 ▲

灵墟（KI24）：在胸部，第3肋间隙，前正中线旁开2寸。仰卧位，于胸骨中线与锁骨中线之间的中点，当第3肋间隙中取穴。主治咳喘，胸痛，乳痈。

神藏（KI25）：在胸部，第2肋间隙，前正中线旁开2寸。仰卧位，于胸骨中线与锁骨中线之间的中点，当第2肋间隙中取穴。主治咳喘，胸痛。

彧中（KI26）：在胸部，第1肋间隙，前正中线旁开2寸。仰卧位，于胸骨中线与锁骨中线之间的中点，当第1肋间隙中取穴。主治咳喘，胸胁胀满。

俞府（KI27）：在胸部，锁骨下缘，前正中线旁开2寸。仰卧位取穴。主治咳喘，胸胁胀满。

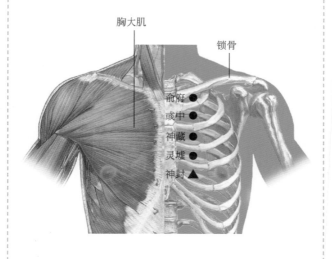

胸大肌

锁骨

俞府 ●
彧中 ●
神藏 ●
灵墟 ●
神封 ▲

第十章
手厥阴心包经经穴

经络循行

心主手厥阴心包络之脉，起于胸中，出属心包络，下膈，历络三焦。其支者：循胸出胁，下腋三寸，上抵腋下，循臑内，行太阴、少阴之间，入肘中，下臂，行两筋（桡侧腕屈肌腱和掌长肌腱）之间，入掌中，循中指，出其端。其支者：别掌中，循小指次指出其端。

经穴速记歌诀

PC 心包手厥阴，起于天池中冲尽，心胸肺胃效皆好，
诸痛疮疡亦可寻，天池乳外旁一寸，天泉腋下二寸循，
曲泽腱内横纹上，郄门去腕五寸寻，间使腕后方三寸，
内关掌后二寸停，掌后纹中大陵在，两条肌腱标准明，
劳宫屈指掌心取，中指末端是中冲。

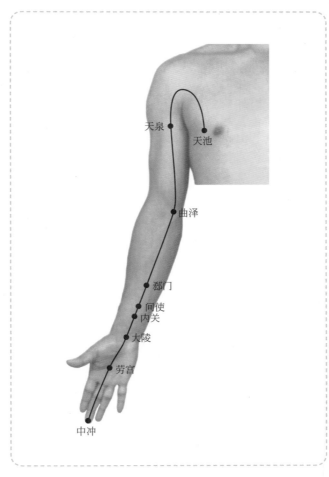

天泉

天池

曲泽

郄门

间使
内关

大陵

劳宫

中冲

快速取穴 ....

天池（PC1）：在胸部，第4肋间隙，前正中线旁开5寸。仰卧位，先定第4肋间隙，然后于乳头中点外开1寸处取穴。妇女应于第4肋间隙，锁骨中线向外1寸处取穴。主治咳嗽，哮喘，呕吐，胸闷。

天泉（PC2）：在臂前区，腋前纹头下2寸，肱二头肌的长、短头之间。伸臂仰掌，于腋前皱襞上端与肘横纹上的曲泽连成直线，在肘横纹上7寸处取穴。主治上臂内侧痛，胸胁胀满。

曲泽（PC3）：五输穴之一，本经合穴。在肘前区，肘横纹上，肱二头肌腱的尺侧缘凹陷中。仰掌，微屈肘，在肘横纹中，肱二头肌腱的尺侧，避开血管取穴。主治霍乱，肘臂挛痛，痧证，风疹。

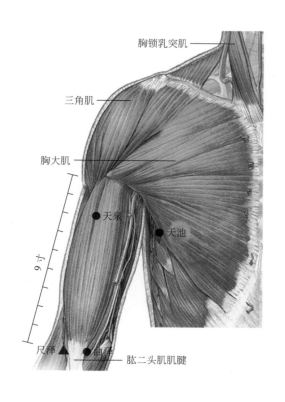

胸锁乳突肌

三角肌

胸大肌

●天泉

●天池

6寸

尺泽▲ ●曲泽

肱二头肌肌腱

郄门（PC4）：本经郄穴。在前臂前区，腕掌侧远端横纹上5寸，掌长肌腱与桡侧腕屈肌腱之间。仰掌微屈腕，先取腕横纹中点之大陵，其上5寸处掌长肌腱与桡侧腕屈肌腱之间取穴。主治心痛，心悸。

间使（PC5）：五输穴之一，本经经穴。在前臂前区，腕掌侧远端横纹上3寸，掌长肌腱与桡侧腕屈肌腱之间。伸臂仰掌，手掌后第一横纹正中（大陵）直上3寸，当掌长肌腱与桡侧腕屈肌腱之间处取穴。主治疟疾。

内关（PC6）：本经络穴。八脉交会穴之一，交阴维。在前臂前区，腕掌侧远端横纹上2寸，掌长肌腱与桡侧腕屈肌腱之间。伸臂仰掌，于掌后第一横纹正中（大陵）直上2寸，当掌长肌腱与桡侧腕屈肌腱之间处取穴。主治心悸，失眠，胃脘疼痛，呕吐，肘臂挛痛。

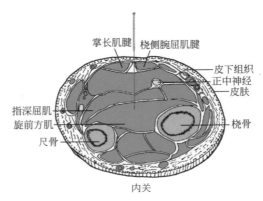

内关

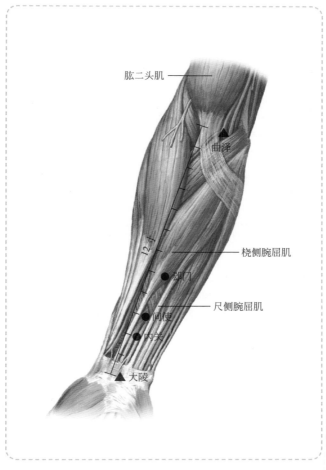

肱二头肌

曲泽

桡侧腕屈肌

12寸

郄门

间使

尺侧腕屈肌

内关

大陵

137

大陵（PC7）：五输穴之一，本经输穴，心包经之原穴。在腕前区，腕掌侧远端横纹中，掌长肌腱与桡侧腕屈肌腱之间。伸臂仰掌，于掌后第一腕横纹，掌长肌腱与桡侧腕屈肌腱之间取穴。主治喜笑不休，脏躁。

　　劳宫（PC8）：五输穴之一，本经荥穴。在掌区，横平第3掌指关节近端，第2、3掌骨之间偏于第3掌骨。屈指握拳，以中指、无名指尖切压在掌心横纹，当2、3掌骨之间，紧靠第3掌骨桡侧缘处是穴。主治心烦善怒，癫狂，惊厥。

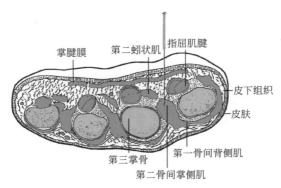

掌腱膜　　第二蚓状肌　指屈肌腱

皮下组织

皮肤

第三掌骨　　第一骨间背侧肌

第二骨间掌侧肌

劳宫

　　中冲（PC9）：五输穴之一，本经井穴。在手指，中指末端最高点。仰掌，手中指尖的中点，距指甲游离缘约0.1寸处取穴。主治心烦，中风，中暑，目赤，舌本痛。

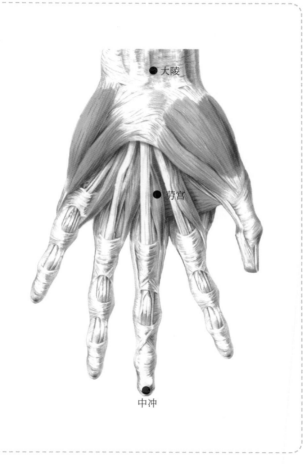

大陵

劳宫

中冲

经络循行

三焦手少阳之脉，起于小指次指之端，上出两指之间，循手表腕（腕关节），出臂外两骨（尺骨和桡骨）之间，上贯肘，循臑外上肩，而交出足少阳之后，入缺盆，布膻中，散络心包，下膈，遍属三焦。其支者：从膻中上出缺盆。上项，系耳后，直上出耳角，以屈下颊至𬮍。其支者：从耳后入耳中，出走耳前，过客主人，前交颊，至目锐眦。

经穴速记歌诀

TE 二三三焦经，起关冲止丝竹空，头侧耳目热神志，
腹胀水肿遗尿癃，关冲无名指甲内，液门握拳指缝讨，
中渚液门上一寸，阳池腕表有陷凹，腕上二寸取外关，
支沟腕上三寸安，会宗三寸尺骨缘，三阳络在四寸间，
肘下五寸寻四渎，肘上一寸天井见，肘上二寸清冷渊，
消泺渊臑正中间，臑会三角肌后下，肩髎肩峰后下陷，
天髎肩井曲垣间，天牖平颌肌后缘，乳突颌角取翳风，
下 1/3 瘈脉现，上 1/3 颅息取，角孙入发平耳尖，
耳门屏上切迹前，和髎耳根前指宽，丝竹空在眉梢陷。

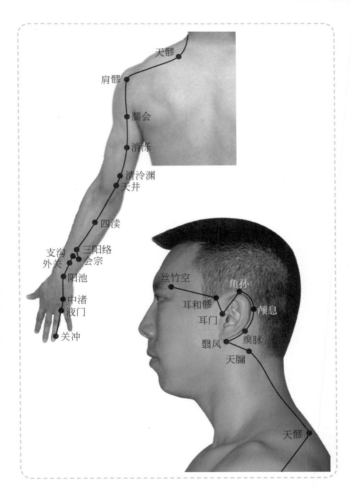

天髎
肩髎
臑会
消泺
清泠渊
天井
四渎
三阳络
支沟
外关
会宗
阳池
中渚
液门
关冲

丝竹空
角孙
耳和髎
颅息
耳门
瘈脉
翳风
天牖

天髎

141

快速取穴 ....

关冲（TE1）：五输穴之一，本经井穴。在手指，第4指末节尺侧，指甲根角侧上方0.1寸（指寸）。俯掌，沿无名指尺侧缘和基底部各作一平线，相交处取穴。主治头痛，热病汗不出。

液门（TE2）：五输穴之一，本经荥穴。在手背，当第4、5指间，指蹼缘后方赤白肉际处。微握拳，掌心向下，于第4、5指间缝纹端，趾蹼缘上方赤白肉际凹陷中。主治疟疾。

中渚（TE3）：五输穴之一，本经输穴。在手背，第4、5掌骨间，掌指关节近端凹陷中。俯掌，液门穴直上1寸，当第4、5掌指关节后方凹陷中取穴。主治耳鸣。

阳池（TE4）：三焦经之原穴。在腕后区，腕背侧远端横纹上，指伸肌腱的尺侧缘凹陷中。俯掌，于第3、4指掌骨间直上与腕横纹交点处的凹陷中取穴；或于尺腕关节部，指总伸肌腱和小指固有伸肌腱之间处取穴。主治腕关节痛，消渴。

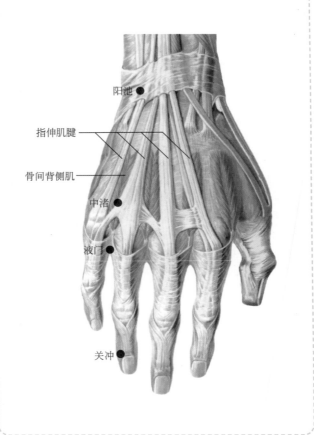

阳池

指伸肌腱

骨间背侧肌

中渚

液门

关冲

外关（TE5）：本经络穴。八脉交会穴之一，交阳维脉。在前臂后区，腕背侧远端横纹上2寸，尺骨与桡骨间隙中点。伸臂俯掌，于腕背横纹中点直上2寸，尺、桡骨之间，与内关穴相对处取穴。主治感冒，头痛，耳鸣，胸胁痛。

支沟（TE6）：五输穴之一，本经经穴。在前臂后区，腕背侧远端横纹上3寸，尺骨与桡骨间隙中点。伸臂俯掌，于腕背横纹中点直上3寸，尺、桡两骨之间，与间使穴相对处取穴。主治胸胁痛，便秘。

会宗（TE7）：手少阳之郄穴。在前臂后区，腕背侧远端横纹上3寸，尺骨的桡侧缘。伸臂俯掌，先取支沟穴，在支沟穴尺侧约1寸处取穴。主治偏头痛，耳鸣，咳喘胸满，臂痛。

三阳络（TE8）：在前臂后区，腕背侧远端横纹上4寸，尺骨与桡骨间隙中点。伸臂俯掌取穴，在前臂背侧，腕背横纹上4寸，尺骨与桡骨之间。主治臂痛，脑血管病后遗症。

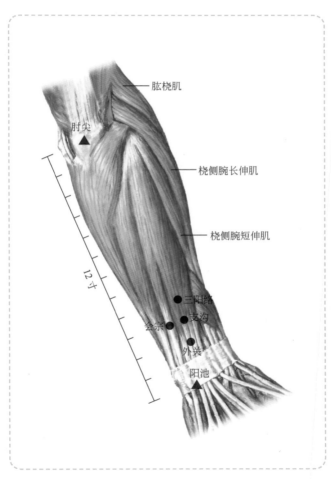

肱桡肌

肘尖 ▲

桡侧腕长伸肌

桡侧腕短伸肌

12寸

● 三阳络
● 支沟
会宗 ●
● 外关

阳池 ▲

145

四渎（TE9）：在前臂后区，肘尖（EX-UE1）下5寸，尺骨与桡骨间隙中点。半屈肘俯掌，于手背腕横纹上7寸，尺、桡两骨之间处取穴。主治暴喑，耳聋，下牙痛，眼疾。

　　天井（TE10）：五输穴之一，本经合穴。在肘后区，肘尖（EX-UE1）上1寸凹陷中。以手叉腰，于肘尖（尺骨鹰嘴）后上方1寸之凹陷处取穴。主治暴喑，肩背疼痛，眩晕。

　　清冷渊（TE11）：在臂后区，肘尖（EX-UE1）与肩峰角连线上，肘尖（EX-UE1）上2寸。在臂外侧，屈肘，天井上1寸。主治臂痛，头项痛，眼疾。

　　消泺（TE12）：在臂后区，肘尖（EX-UE1）与肩峰角连线上，肘尖（EX-UE1）上5寸。正坐垂肩，前臂旋前，先取三角肌后下缘与肱骨交点处的臑会穴，当臑会与清冷渊之间的中点处取穴。主治头项强痛，臂痛，齿痛。

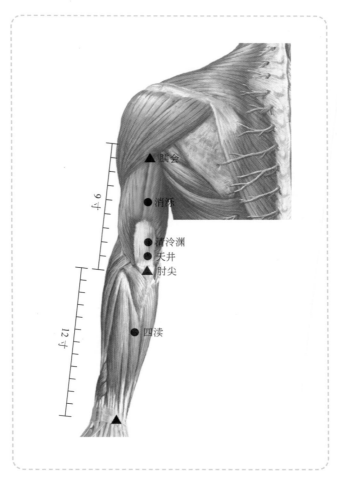

▲ 臑会

● 消泺

● 清泠渊
● 天井
▲ 肘尖

● 四渎

9寸

12寸

臑会（TE13）：在臂后区，肩峰角下3寸，三角肌的后下缘。前臂旋前，于肩头后侧肩髎穴直下3寸，下与天井相直处取穴。主治肩胛肿痛，瘰疬。

肩髎（TE14）：在三角肌区，肩峰角与肱骨大结节两骨间凹陷中。上臂外展平举，肩关节部即可呈现出两个凹陷窝，前者为肩髃，后者为肩髎；或上臂垂直，于锁骨肩峰端后缘直下约2寸，当肩峰与肱骨大结节之间处取穴。主治肩臂痛，瘿气。

天髎（TE15）：在肩胛区，肩胛骨上角骨际凹陷中。正坐或俯卧位，于肩胛骨的内上角端取穴。主治肩臂痛，颈项强痛，胸中烦满。

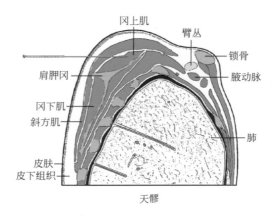

天髎

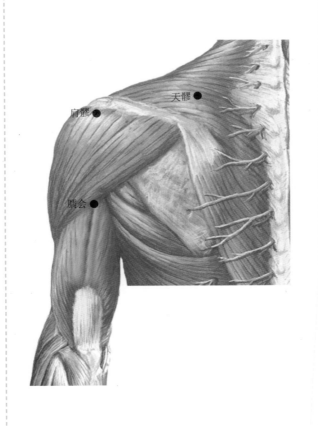

天髎●

肩髎●

臑会●

天牖（TE16）：在肩胛区，横平下颌角，胸锁乳突肌的后缘凹陷中。正坐或俯卧位取穴，在乳突后下部，胸锁乳突肌后缘，在天容穴与天柱穴的平行线上取穴。主治头痛，项强。

翳风（TE17）：在颈部，耳垂后方，乳突下端前方凹陷中。正坐或侧伏，耳垂微向内折，于乳突前方凹陷处取穴。主治耳鸣，耳聋，口眼㖞斜，牙关紧闭，齿痛，颊肿。

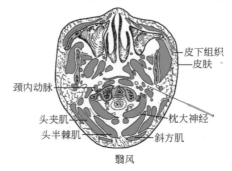

翳风

瘈脉（TE18）：在头部，乳突中央，角孙（TE20）至翳风（TE17）沿耳轮弧形连线的上2/3与下1/3交点处。正坐或侧伏，于耳后发际与外耳道口平齐处取穴。主治耳鸣，小儿惊厥。

颅息（TE19）：在头部，角孙（TE20）至翳风（TE17）沿耳轮弧形连线的上1/3与下2/3交点处。正坐或侧伏位，于耳后发际，当瘈脉与角孙沿耳轮连线的中点处取穴。主治耳鸣，头痛，呕吐，泄泻。

150

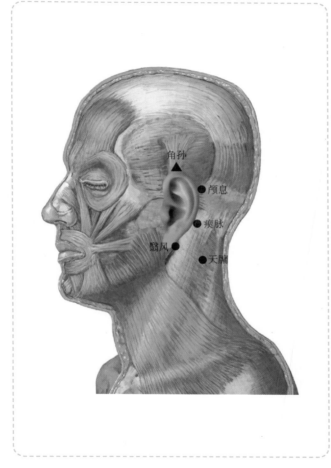

角孙

▲

● 颅息

● 瘈脉

翳风 ●

● 天牖

角孙（TE20）：在头部，耳尖正对发际处。正坐或侧伏位，折耳在耳尖近端，颞颥部入发际处取穴。主治目赤肿痛，齿痛，头痛，项强。

耳门（TE21）：在耳区，耳屏上切迹与下颌骨髁突之间的凹陷中。正坐或侧伏，微开口，当听宫穴直上0.5寸之凹陷处取穴。主治耳鸣，聤耳，颈颌肿。

耳和髎（TE22）：在头部，鬓发后缘，耳廓根的前方，颞浅动脉的后缘。正坐或侧伏，在头侧部，当鬓发后缘，平耳廓根之前方，颞浅动脉的后缘取穴。主治口眼㖞斜，头痛，耳鸣，颌肿。

丝竹空（TE23）：在面部，眉梢凹陷中。正坐或侧伏位，于额骨颧突外缘，眉梢外侧凹陷处取穴。主治头痛，目赤肿痛，眼睑瞤动。

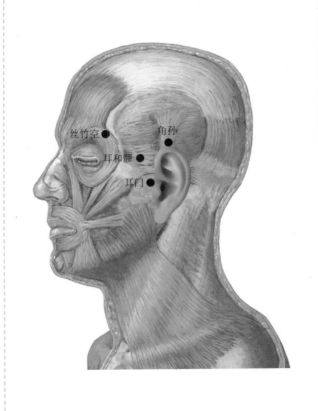

丝竹空●

角孙●

耳和髎●

耳门●

153

经络循行

胆足少阳之脉，起于目锐眦，上抵头角，下耳后，循颈，行手少阳之前，至肩上，却交出手少阳之后，入缺盆。其支者：从耳后入耳中，出走耳前，至目锐眦后。其支者：别锐眦，下大迎，合于手少阳，抵于拙，下加颊车，下颈，合缺盆以下胸中，贯膈，络肝、属胆，循胁里，出气街，绕毛际，横入髀厌中。其直者：从缺盆下腋，循胸，过季胁，下合髀厌中，以下循髀阳，出膝外廉，下外辅骨（腓骨）之前，直下抵绝骨之端，下出外踝之前，循足跗上，入小指次指之间。其支者：别跗上，入大趾之间，循大趾歧骨内，出其端，还贯爪甲，出三毛（足大趾丛毛）。

经穴速记歌诀

GB四十四足少阳，起瞳子髎止窍阴，头侧耳目鼻喉恙，身侧神志热如良，外眦五分瞳子髎，听会耳前珠陷详，上关下关上一寸，以下五穴细推商，头维胃经连颔厌，

悬颅悬厘在下方，　曲鬓角孙前一指，　头维曲鬓串一行，
五穴间隔均相等，　率谷入发寸半量，　天冲率后斜五分，
浮白率后一寸乡，　头窍阴穴乳突上，　完骨乳突后下方，
本神神庭三寸旁，　阳白眉上一寸量，　入发五分头临泣，
庭维之间取之良，　目窗正营与承灵，　相距寸寸寸半良，
脑空池上平脑户，　粗隆上缘外两旁，　风池耳后发际陷，
颅底筋外有陷凹，　肩井大椎肩峰间，　渊腋腋下三寸见，
辄筋腋前横一寸，　日月乳下三肋现，　京门十二肋骨端，
带脉章下平脐看，　五枢髂前上棘前，　略下五分维道见，
居髎髂前转子取，　环跳髀枢陷中间，　风市垂手中指尽，
其下二寸中渎陈，　阳关阳陵上三寸，　小头前下阳陵泉，
阳交外丘骨后前，　踝上七寸丘在前，　光明踝五阳辅四，
悬钟三寸骨前缘，　外踝前下丘墟寻，　临泣四趾本节扪，
侠溪穴与地五会，　跖趾关节前后寻，　四趾外端足窍阴，
四十四穴仔细吟。

155

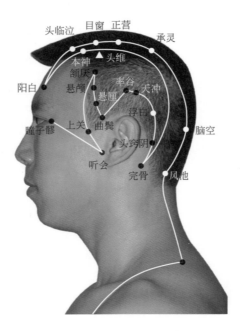

头临泣　目窗　正营
承灵
本神
颔厌
阳白
悬颅
率谷
天冲
悬厘
瞳子髎
上关
浮白
曲鬓
脑空
头窍阴
听会
完骨
风池

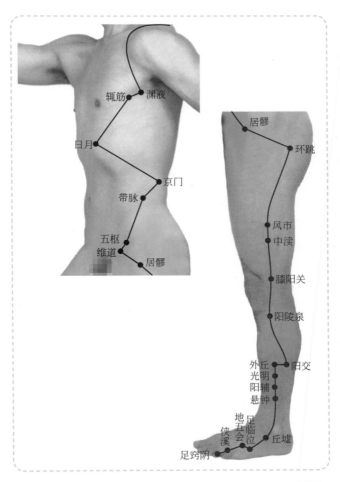

快速取穴 ●●●●●●●●●●●●●●●●●●●●●●●●●●●●●●●

瞳子髎（GB1）：在面部，目外眦外侧0.5寸凹陷中。正坐仰靠，令患者闭目，当眼角纹之处取穴。主治头痛眩晕，口眼㖞斜，迎风流泪。

听会（GB2）：在面部，耳屏间切迹与下颌骨髁突之间的凹陷中。正坐仰靠，让患者张口，当耳屏间切迹的前方，下颌骨髁突的后缘，有凹陷处取穴。主治耳鸣，耳聋。

上关（GB3）：在面部，颧弓上缘中央凹陷中。正坐仰靠或侧伏位，取耳前颧弓上侧，张口时有孔处取穴。主治头痛眩晕，耳鸣。

颔厌（GB4）：在头部，从头维（ST8）至曲鬓（GB7）的弧形连线（其弧度与鬓发弧度相应）的上1/4与下3/4的交点处。正坐仰靠或侧伏，先定头维和曲鬓，从头维向曲鬓凸向前作一弧线，于弧线之中点定悬颅，再在头维与悬颅之间取颔厌。试作咀嚼食物状，其处随咀嚼而微动。主治头痛，耳聋。

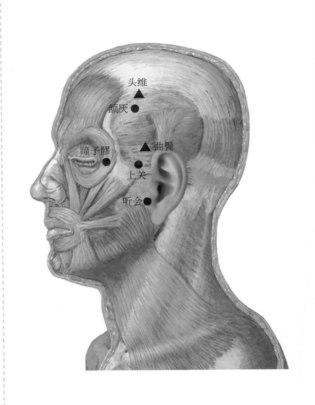

头维 ▲
颔厌 ●
曲鬓 ▲
瞳子髎 ●
上关 ●
听会 ●

159

悬颅（GB5）：在头部，从头维（ST8）至曲鬓（GB7）的弧形连线（其弧度与鬓发弧度相应）的中点处。正坐仰靠或侧伏，先定头维和曲鬓，如从头维向曲鬓凸向前作一弧线，于弧线之中点定悬颅。主治偏头痛。

悬厘（GB6）：在头部，从头维（ST8）至曲鬓（GB7）的弧形连线（其弧度与鬓发弧度相应）的上3/4与下1/4的交点处。在鬓角之上际，当悬颅穴与曲鬓穴之中点。正坐仰靠或侧伏取穴。主治头痛。

曲鬓（GB7）：在头部，耳前鬓角发际后缘与耳尖水平线的交点处。在头部，当耳前鬓角发际后缘的垂线与耳尖水平线交点处，正坐仰靠或侧伏取穴。主治头痛眩晕。

率谷（GB8）：在头部，耳尖直上入发际1.5寸。正坐或侧伏，将耳部向前折曲，于耳翼尖直上入发际1.5寸处取穴。主治头痛眩晕，小儿惊风。

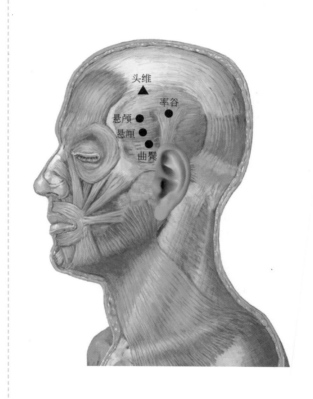

头维 ▲
率谷 ●
悬颅 ●
悬厘 ●
曲鬓 ●

天冲（GB9）：在头部，耳根后缘直上，入发际2寸。正坐或侧伏，在头部，当耳根后缘直上入发际2寸，先找率谷，率谷后0.5寸处取穴。主治头痛眩晕。

浮白（GB10）：在头部，耳后乳突的后上方，从天冲（GB9）与完骨（GB12）弧形连线（其弧度与鬓发弧度相应）的上1/3与下2/3交点处。正坐或侧伏，先取天冲、完骨，于两穴间与耳廓平行之弧形连线的上、中1/3折点处取穴。主治头痛，颈项强痛。

头窍阴（GB11）：在头部，耳后乳突的后上方，当天冲（GB9）与完骨（GB12）的弧形连线（其弧度与耳廓弧度相应）的上2/3与下1/3交点处。当浮白穴与完骨穴连线的中点处。正坐或侧伏，先取天冲、完骨，于两穴间与耳廓平行之弧形连线的下、中1/3折中处取穴。主治头痛，癫痫，耳聋，齿痛。

完骨（GB12）：在头部，耳后乳突的后下方凹陷中。正坐或侧伏，在头部，当耳后乳突的后下方凹陷处取穴。主治头痛，耳鸣，耳聋。

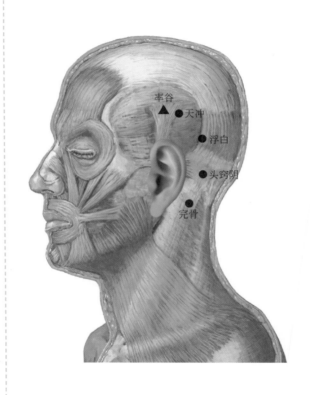

率谷
▲ ●天冲

●浮白

●头窍阴

●完骨

本神（GB13）：在头部，前发际上0.5寸，头正中线旁开3寸。正坐或卧位取穴。在头部，前发际内0.5寸，先取神庭穴（督脉），再旁开3寸，于神庭与头维连线的内2/3与外1/3的交点处取穴。主治头痛，眩晕，颈项强急。

阳白（GB14）：在头部，眉上1寸，瞳孔直上。正坐或卧位取穴。在头部，瞳孔直上，眉上1寸。主治头痛，口眼㖞斜。

头临泣（GB15）：在头部，前发际上0.5寸，瞳孔直上。神庭穴与头维穴连线的中点处。正坐仰靠或仰卧位取穴。主治头痛，目赤，耳鸣，卒中。

目窗（GB16）：在头部，前发际上1.5寸，瞳孔直上。正坐仰靠，于目中线直上，临泣上1寸处取穴。主治头痛头晕，小儿惊痫。

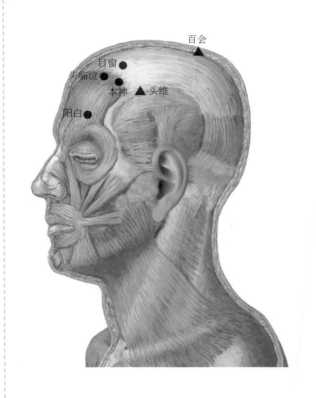

百会 ▲

目窗 ●

头临泣 ●

本神 ▲ 头维

阳白 ●

165

正营（GB17）：在头部，前发际上2.5寸，瞳孔直上。在头部，瞳孔直上，当前发际上2.5寸。主治头痛，面目浮肿，目赤肿痛。

承灵（GB18）：在头部，前发际上4寸，瞳孔直上。正坐仰靠，于头临泣与风池二穴的连线上，入前发际4寸，与通天相平。主治头痛，眩晕，目痛。

脑空（GB19）：在头部，横平枕外隆凸的上缘，风池（GB20）直上。正坐或俯卧，于风池直上，头正中线旁开2.25寸，与枕外隆凸上缘脑户穴平齐处取穴。主治头痛，癫痫，惊悸。

风池（GB20）：在颈后区，枕骨之下，胸锁乳突肌上端与斜方肌上端之间的凹陷中。正坐或俯卧，于项后枕骨下两侧凹陷处，当斜方肌上部与胸锁乳突肌上端之间取穴。主治头痛发热，颈项强痛，目赤肿痛，耳鸣，癫痫。

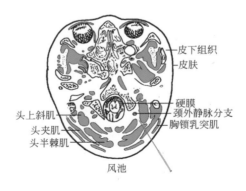

皮下组织

皮肤

硬膜

颈外静脉分支

胸锁乳突肌

头上斜肌

头夹肌

头半棘肌

风池

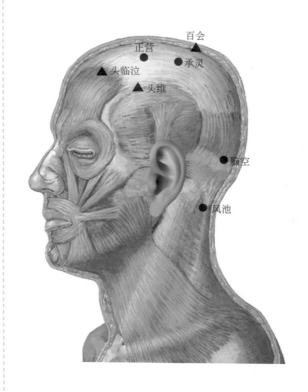

百会
正营
●承灵
▲头临泣
▲头维
●脑空
●风池

167

肩井（GB21）：在肩胛区，第7颈椎棘突与肩峰最外侧点连线的中点。正坐，于第7颈椎棘突高点至锁骨肩峰端连线的中点处取穴，向下直对乳头；医生以手掌后第一横纹按在病人肩胛冈下缘，拇指按在第7颈椎下，其余四指并拢按在肩上，食指靠于颈部，中指屈曲，中指尖处是穴。主治肩臂疼痛，乳腺炎。

渊液（GB22）：在胸外侧区，第4肋间隙中，在腋中线上。正坐或侧卧，于腋窝中点与第11肋端连线（作12寸）的上1/4与下3/4交点处取穴。主治胸满，胁痛，臂痛。

辄筋（GB23）：在胸外侧区，第4肋间隙中，腋中线前1寸。正坐或侧卧，开腋，于渊液前1寸，男子约与乳头平齐，当渊液与天溪（脾经）之间的凹陷处。主治胸胁痛，腋肿，咳喘。

日月（GB24）：胆之募穴。在胸部，第7肋间隙，前正中线旁开4寸。正坐或仰卧，于锁骨中线之第7肋间取穴。主治呃逆，反胃吞酸。

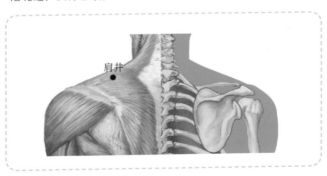

肩井

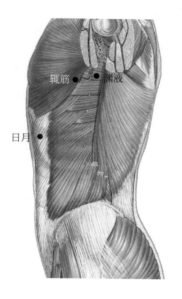

辄筋 ● ● 渊液

日月 ●

京门（GB25）：肾之募穴。在上腹部，第12肋骨游离端下际。第12肋骨游离端下际处。侧卧位取穴。主治胁肋痛，腹胀，腰脊痛。

带脉（GB26）：在侧腹部，第11肋骨游离端垂线与脐水平线的交点上。侧卧，于腋中线与平脐横线之交点处取穴。主治月经不调，赤白带下，不孕。

五枢（GB27）：在下腹部，横平脐下3寸，髂前上棘内侧。侧卧，于髂前上棘内侧凹陷处，约与脐下3寸关元穴相平处取穴。主治少腹痛，月经不调。

维道（GB28）：在下腹部，髂前上棘内下0.5寸。侧卧，在侧腹部，当髂前上棘的前下方，先找五枢，五枢前下0.5寸。主治月经不调，赤白带下。

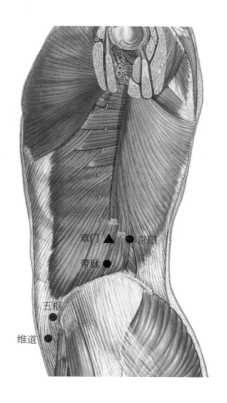

章门 ▲ ● 京门

带脉 ●

五枢 ●

维道 ●

居髎（GB29）：在臀区，髂前上棘与股骨大转子最凸点连线的中点处。侧卧，在髋部，当髂前上棘与股骨大转子最凸点连线的中点处。主治腰腿痹痛，瘫痪，疝气。

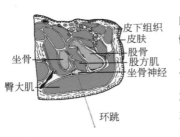

环跳（GB30）：在臀区，股骨大转子最凸点与骶管裂孔连线上的外1/3与2/3交点处。侧卧，伸下腿，屈上腿（呈90°角）以小指关节横纹按在大转子上，拇指指脊柱，当拇指尖止处是穴；侧卧，于大转子后方凹陷处，约当股骨大转子与骶管裂孔连线的外、中1/3交点处取穴。主治腰腿疼痛，膝踝肿痛，风疹，半身不遂。

皮下组织
皮肤
股骨
股方肌
坐骨神经
坐骨
臀大肌
环跳

风市（GB31）：在股部，直立垂手，掌心贴于大腿时，中指尖所指凹陷中，髂胫束后缘。直立，两手自然下垂，当中指尖止处取穴；或侧卧，于股外侧中线，距腘横纹上7寸处取穴。穴处腹外侧肌与股二头肌之间。主治半身不遂，下肢痿痹，遍身瘙痒。

中渎（GB32）：在股部，腘横纹上7寸，髂胫束后缘。侧卧，于股外侧中线，距腘横纹上5寸处取穴。主治下肢痿痹。

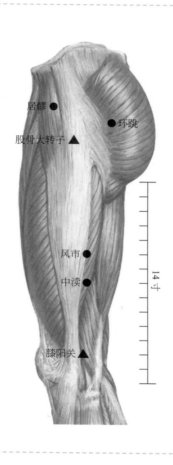

居髎 ●

环跳 ●

股骨大转子 ▲

风市 ●

中渎 ●

膝阳关 ▲

14寸

膝阳关（GB33）：在膝部，股骨外上髁后上缘，股二头肌肌腱与髂胫束之间的凹陷中。正坐屈膝成90°或仰卧取穴。主治膝髌肿痛，小腿麻木。

阳陵泉（GB34）：五输穴之一，本经合穴。八会穴之一，筋会。在小腿外侧，腓骨头前下方凹陷中。正坐屈膝成90°或仰卧取穴。主治头痛，耳聋，胸胁痛，口苦，下肢痿痹。

阳交（GB35）：阳维脉之郄穴。在小腿外侧，外踝尖上7寸，腓骨后缘。正坐垂足或仰俯卧位取穴。主治膝痛，足胫痿痹。

外丘（GB36）：足少阳之郄穴。在小腿外侧，外踝尖上7寸，腓骨前缘。正坐垂足或仰卧位取穴。主治癫疾。

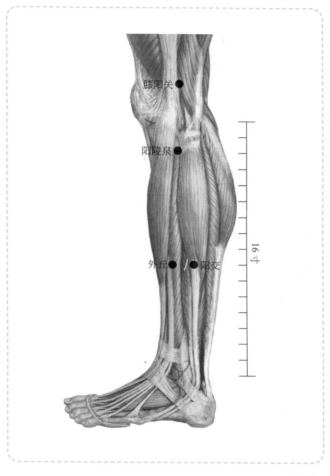

膝阳关 ●

阳陵泉 ●

外丘 ● ● 阳交

16寸

175

光明（GB37）：本经络穴。在小腿外侧，外踝尖上5寸，腓骨前缘。正坐垂足或仰卧位取穴。主治目赤肿痛，视物不明。

　　阳辅（GB38）：五输穴之一，本经经穴。在小腿外侧，外踝尖上4寸，腓骨前缘。正坐垂足或仰卧位取穴。主治胸胁痛，下肢疼痛。

　　悬钟（GB39）：八会穴之一，髓会绝骨。在小腿外侧，外踝尖上3寸，腓骨前缘。正坐垂足或卧位，从外踝尖向腓骨上摸，当腓骨后缘与腓骨长、短肌腱之间凹陷处取穴。主治四肢关节酸痛，半身不遂，耳鸣，高血压。

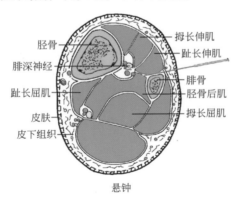

悬钟

　　丘墟（GB40）：胆经之原穴。在踝区，外踝的前下方，趾长伸肌腱的外侧凹陷中。正坐垂足着地或侧卧，于外踝前下方，趾长伸肌腱外侧，距跟关节凹陷处取穴。主治胸胁痛。

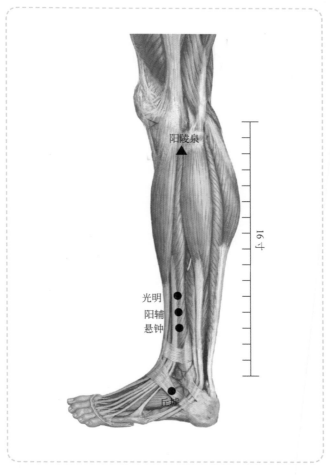

阳陵泉

16寸

光明
阳辅
悬钟

丘墟

足临泣（GB41）：五输穴之一，本经输穴。八脉交会穴之一，通带脉。在足背，第4、5跖骨底结合部的前方，第5趾长伸肌腱外侧凹陷中。正坐垂足或仰卧位取穴。主治头痛目眩，齿痛，耳聋，胁肋痛，足跗肿痛。

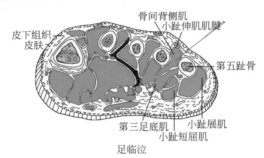

骨间背侧肌
小趾伸肌肌腱
皮下组织
皮肤
第五趾骨
第三足底肌
小趾展肌
小趾短屈肌
足临泣

地五会（GB42）：在足背，第4、5跖骨间，第4跖趾关节近端凹陷中。正坐垂足或仰卧位取穴。主治头痛，目赤，咽肿，耳聋。

侠溪（GB43）：五输穴之一，本经荥穴。在足背，第4、5趾间，趾蹼缘后方赤白肉际处。正坐垂足着地，于足背第4、5趾趾缝端取穴。主治头痛，耳鸣，耳聋，目痛，颊肿。

足窍阴（GB44）：五输穴之一，本经井穴。在足趾，第4趾末节外侧，趾甲根角侧后方0.1寸（指寸）。正坐垂足或仰卧位，行第4趾爪甲外侧缘与基底部各作一线，两线交点处取穴。主治偏头痛，目赤肿痛，耳鸣，胸胁痛。

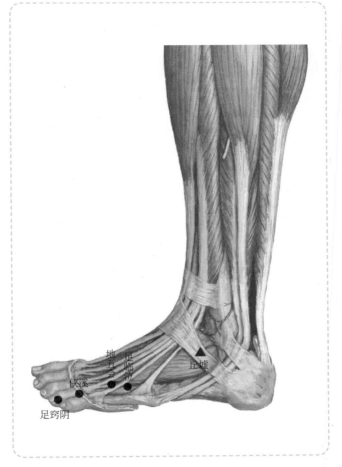

地五会

足临泣

丘墟

侠溪

足窍阴

179

第十三章
足厥阴肝经经穴

经络循行

　　肝足厥阴之脉，起于大趾丛毛之际，上循足跗上廉，去内踝一寸，上踝八寸，交出太阴之后，上腘内廉，循股阴，入毛中，环阴器，抵小腹，挟胃，属肝，络胆，上贯膈，布胁肋，循喉咙之后，上入颃颡（鼻咽部）。其支者：从目系下颊里，环唇内。其支者：复从肝别，贯膈，注肺。

经穴速记歌诀

　　LR十四是肝经，起于大敦期门终，肠腹诸疾前阴病，
五脏可治胆亦良，大敦拇趾外甲角，行间纹端趾缝寻，
太冲关节后凹陷，踝前筋内取中封，踝上五寸蠡沟穴，
中都踝上七寸擒，膝关阴陵后一寸，曲泉屈膝横纹上，
阴包膝上方四寸，五里气冲下三寸，阴廉气二动脉中，
急脉阴旁二五分，十一肋端章门是，期门乳下二肋间。

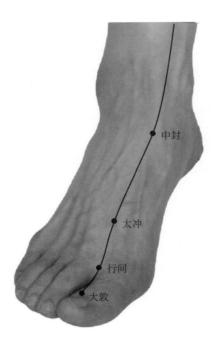

中封

太冲

行间

大敦

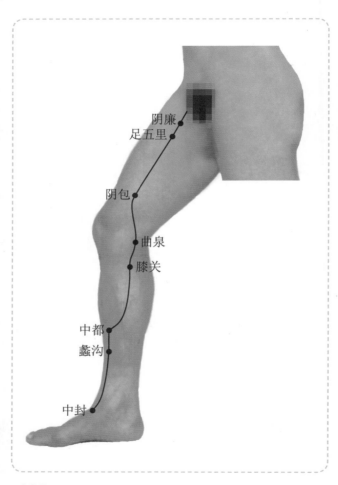

阴廉
足五里
阴包
曲泉
膝关
中都
蠡沟
中封

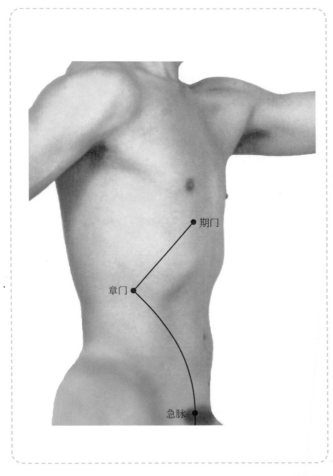

期门

章门

急脉

快速取穴

大敦（LR1）：五输穴之一，本经井穴。在足趾，大趾末节外侧，趾甲根角侧后方0.1寸（指寸）。正坐伸足或仰卧位，从拇趾爪甲外侧缘与基底部各作一线，于交点处取穴。主治经闭，崩漏，疝气，遗尿。

行间（LR2）：五输穴之一，本经荥穴。在足背，第1、2趾间，趾蹼缘后方赤白肉际处。正坐或仰卧位，于足背第1、2趾趾缝端凹陷处取穴。主治头痛，耳鸣，胸胁胀痛，痛经。

太冲（LR3）：五输穴之一，本经输穴。肝经之原穴。在足背，当第1、2跖骨间，跖骨底结合部前方凹陷中，或触及动脉搏动。正坐垂足或仰卧位，于足背第1、2跖骨之间，跖骨底结合部前方凹陷处，当拇长伸肌腱外缘处取穴。主治遗尿，胸胁支满，月经不调，头痛，腰脊疼痛。

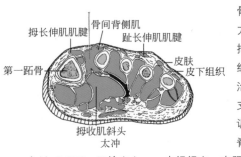

拇长伸肌肌腱　骨间背侧肌　趾长伸肌肌腱　第一跖骨　皮肤　皮下组织　拇收肌斜头　太冲

中封（LR4）：五输穴之一，本经经穴。在踝区，内踝前，胫骨前肌腱的内侧缘凹陷处。足背屈时，于内踝前下方，当胫骨前肌腱与拇趾伸肌腱之间内侧凹陷处取穴。主治内踝肿痛，足冷，少腹痛，咽干。

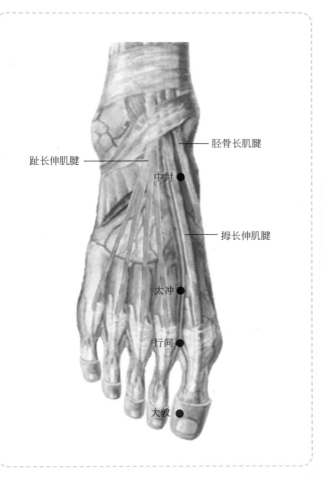

趾长伸肌腱

胫骨长肌腱

中封 ●

拇长伸肌腱

太冲 ●

行间 ●

大敦 ●

蠡沟（LR5）：本经络穴。在小腿内侧，内踝尖上5寸，胫骨内侧面的中央。正坐或仰卧位，先在内踝尖上5寸的胫骨内侧面上作一水平线，当胫骨内侧面的后、中1/3交点处取穴。主治疝气，赤白带下。

中都（LR6）：肝经之郄穴。在小腿内侧，内踝尖上7寸，胫骨内侧面的中央。正坐或仰卧位，先在内踝尖上7寸的胫骨内侧面上作一水平线，当胫骨内侧面的后、中1/3交点处取穴。主治遗精，崩漏，恶露不尽。

膝关（LR7）：在膝部，胫骨内侧髁的下方，阴陵泉（SP9）后1寸。在小腿内侧，当胫骨内上髁的后下方，阴陵泉后1寸。主治膝髌肿痛，历节风痛，下肢痿痹等。

曲泉（LR8）：五输穴之一，本经合穴。在膝部，腘横纹内侧端，半腱肌肌腱内缘凹陷中。屈膝正坐或卧位，于膝内侧横纹端凹陷处取穴。主治阳痿。

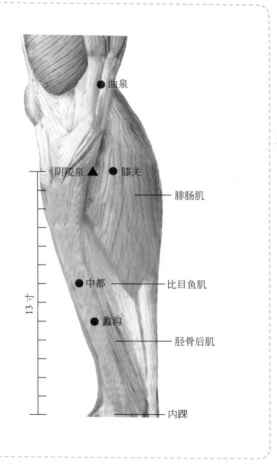

曲泉

阴陵泉 ▲ ● 膝关

腓肠肌

比目鱼肌

中都

蠡沟

胫骨后肌

13 寸

内踝

187

阴包（LR9）：在股前区，髌底上4寸，股内肌与缝匠肌之间。仰卧位，在大腿内侧，当股骨内上髁上4寸，股内肌与缝匠肌之间取穴。主治月经不调，腰骶痛引小腹。

　　足五里（LR10）：在股前区，气冲（ST30）直下3寸，动脉搏动处。仰卧伸足，先取曲骨穴旁开2寸处的气冲穴，再于其直下3寸处取穴。主治小便不通。

　　阴廉（LR11）：在股前区，气冲（ST30）直下2寸。仰卧伸足，先取曲骨穴旁开2寸的气冲，再于其下2寸处取穴。主治月经不调，赤白带下，少腹疼痛。

　　急脉（LR12）：在腹股沟区，横平耻骨联合上缘，前正中线旁开2.5寸处。仰卧伸足，先取曲骨穴旁开2寸的气冲，在气冲外下方腹股沟动脉搏动处，前正中线旁开2.5寸处取穴。主治少腹痛，疝气，阴茎痛等。

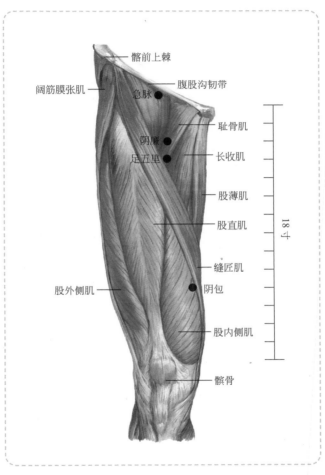

髂前上棘

腹股沟韧带

阔筋膜张肌

急脉

耻骨肌

阴廉

长收肌

足五里

股薄肌

股直肌

18寸

缝匠肌

阴包

股外侧肌

股内侧肌

髌骨

189

章门（LR13）：脾之募穴；八会穴之一，脏会穴。在侧腹部，第11肋游离端的下际。仰卧或侧卧位，在腋中线上，合腋屈肘时，当肘尖止处是穴。主治脘腹胀满，胸胁支满。

期门（LR14）：肝之募穴。在胸部，第6肋间隙，前正中线旁开4寸。仰卧位，先定第4肋间隙的乳中穴。并于其直下2肋（第6肋间）处取穴。如妇女则应以锁骨中线的第6肋间隙处定取。主治胸胁支满，呕吐呃逆。

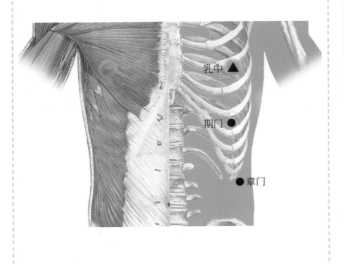

乳中 ▲

期门 ●

● 章门

第十四章
督脉经穴

经络循行

督脉者，起于下极之俞，并于脊里，上至风府，入属于脑，上巅，循额，至鼻柱。

经穴速记歌诀

GV督脉二八良，起长强止龈交上，脑病为主次分段，
急救热病及肛肠，尾骨之端是长强，骶管裂孔取腰俞，
十六阳关平髋量，命门十四三悬枢，十一椎下脊中藏，
十椎中枢九筋缩，七椎之下乃至阳，六灵道五神道穴，
三椎之下身柱藏，陶道一椎之下取，大椎就在一椎上，
哑门入法五分处，风府一寸宛中当，粗隆上缘寻脑户，
强间户上寸半量，后顶再上一寸半，百会七寸顶中央，
前顶囟会俱寸五，上星入法一寸量，神庭五分入发际，
素髎鼻尖准头乡，水沟鼻唇沟上取，兑端唇上尖端藏，
龈交系带齿龈交，经行背头居中行。

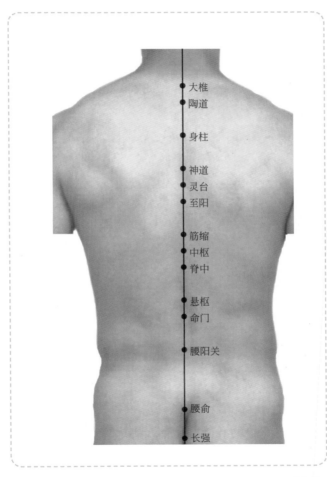

大椎
陶道
身柱
神道
灵台
至阳
筋缩
中枢
脊中
悬枢
命门
腰阳关
腰俞
长强

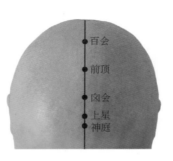

百会
前顶
囟会
上星
神庭

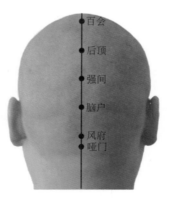

百会
后顶
强间
脑户
风府
哑门

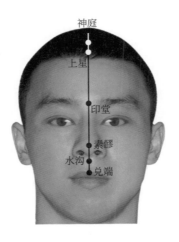

神庭
上星
印堂
素髎
水沟
兑端

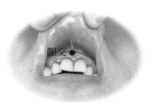

龈交

快速取穴 ....

　　长强（GV1）：督脉络穴。在会阴区，尾骨下方，尾骨端与肛门连线的中点处。俯卧位或膝胸卧位，按取尾骨下端与肛门之间的凹陷处取穴。主治泄泻，便秘，便血，痔疾，脱肛。

　　腰俞（GV2）：在骶区，正对骶管裂孔，后正中线上。俯卧位，先按取尾骨上方左右的骶角，与两骶角下缘平齐的后正中线上取穴。主治泄泻，便秘，便血，痔疾，尾骶痛。

　　腰阳关（GV3）：在脊柱区，第4腰椎棘突下凹陷中，后正中线上。俯卧位，先按取两髂嵴，髂嵴平线与正中线交点处相当于第4腰椎棘突，棘突下方凹陷处即是本穴。主治腰骶痛，下肢痿痹，遗精，阳痿，月经不调。

　　命门（GV4）：在脊柱区，第2腰椎棘突下凹陷中，后正中线上。俯卧位，先取后正中线约与髂嵴平齐的腰阳关，在腰阳关向上两个棘突其上方的凹陷处是穴。主治阳痿，不孕，遗尿，虚损腰痛。

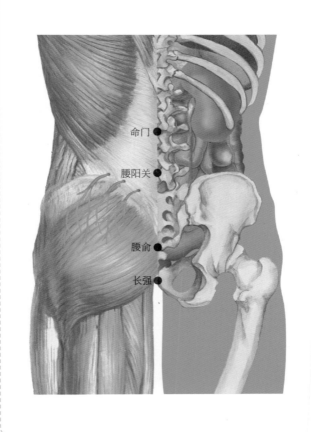

命门 ●

腰阳关 ●

腰俞 ●

长强 ●

悬枢（GV5）：在脊柱区，第1腰椎棘突下凹陷中，后正中线上。俯卧位或正坐位，先取腰阳关，从腰阳关向上3个棘突，其上方凹陷中是穴。主治腹痛，腹胀，完谷不化，泄泻，腰脊强痛。

脊中（GV6）：在脊柱区，第11胸椎棘突下凹陷中，后正中线上。俯卧位，先取约与两肩胛骨下角平齐的第7胸椎棘突下的至阳穴，从至阳穴向下4个棘突的下方凹陷中是穴。主治腹泻，痢疾，痔疮。

中枢（GV7）：在脊柱区，第10胸椎棘突下凹陷中，后正中线上。俯卧位，先取约与两肩胛骨下角平齐的第7胸椎棘突下的至阳穴，从至阳穴向下3个棘突的下方凹陷中是穴。主治呕吐，腹满，胃痛，食欲不振，腰背痛。

筋缩（GV8）：在脊柱区，第9胸椎棘突下凹陷中，后正中线上。俯卧位，先取约与两肩胛骨下角平齐的第7胸椎棘突下的至阳穴，从至阳穴向下两个棘突的下方凹陷中是穴。主治筋挛拘急，癫痫。

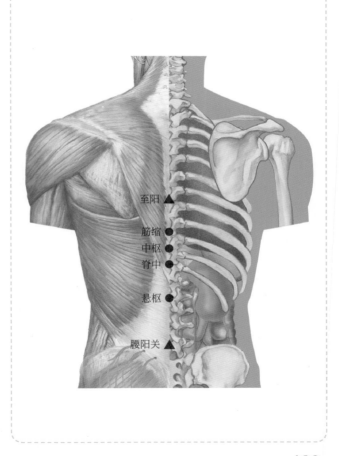

至阳 ▲
筋缩 ●
中枢 ●
脊中 ●
悬枢 ●
腰阳关 ▲

至阳（GV9）：在脊柱区，第7胸椎棘突下凹陷中，后正中线上。俯卧位，双臂紧贴身体两侧，与两肩胛骨下角相平的第7胸椎棘突下方是穴。主治胸胁胀痛，黄疸，腰痛。

灵台（GV10）：在脊柱区，第6胸椎棘突下凹陷中，后正中线上。俯卧位，先取约与当肩胛骨下角相平齐的至阳穴，于至阳穴向上1个棘突下方的凹陷处是穴。主治疔疮，咳喘，项强，背痛。

神道（GV11）：在脊柱区，第5胸椎棘突下凹陷中，后正中线上。俯卧位，先取位于第7胸椎棘突下的至阳穴，于其上两个棘突下方凹陷处是穴。主治失眠健忘，肩背痛。

身柱（GV12）：在脊柱区，第3胸椎棘突下凹陷中，后正中线上。俯卧位，于后正中线与两肩胛冈高点连线之交点处，当第3胸椎棘突下凹陷处是穴。主治咳嗽，气喘，疔疮。

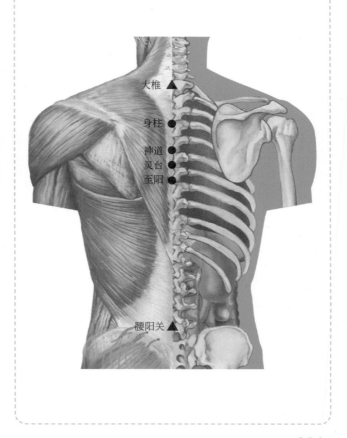

大椎 ▲

身柱 ●

神道 ●
灵台 ●
至阳 ●

腰阳关 ▲

陶道（GV13）：在脊柱区，第1胸椎棘突下凹陷中，后正中线上。俯卧位，先取大椎穴，从大椎向下1个椎体的棘突下方是穴。主治恶寒发热。

大椎（GV14）：在脊柱区，第7颈椎棘突下凹陷中，后正中线上。俯卧或正坐低头位，于颈后隆起最高且能屈伸转动者为第7颈椎，于其下间处取穴。主治发热恶寒，头项强痛，癫狂，小儿惊风。

哑门（GV15）：在颈后区，第2颈椎棘突上际凹陷中，后正中线上。头稍前倾，于后正中线入发际0.5寸处取穴。主治暗哑，舌缓不语。

风府（GV16）：在颈后区，枕外隆突直下，两侧斜方肌之间凹陷中。正坐，头稍前倾位取穴。主治头项强痛，目眩，中风。

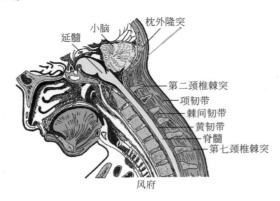

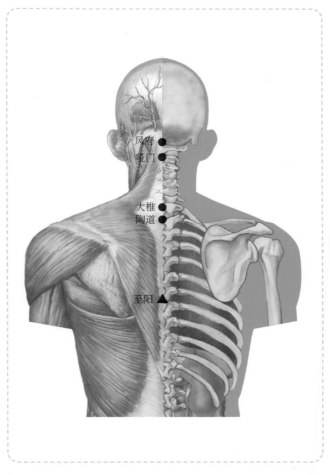

风府
哑门
大椎
陶道
至阳

脑户（GV17）：在头部，枕外隆凸的上缘凹陷中。在后头部，寻找枕外粗隆，枕外粗隆上缘凹陷处取穴。主治癫狂，眩晕，头痛，项强。

强间（GV18）：在头部，后发际正中直上4寸。在后头部，寻找枕外粗隆，枕外粗隆上缘凹陷处上1.5寸处取穴。主治头痛，目眩。

后顶（GV19）：在头部，后发际正中直上5.5寸。正坐或仰卧位，在后正中线上，当前、后发际连线中点向后0.5寸处取穴。主治头痛，失眠。

百会（GV20）：在头部，前发际正中直上5寸。正坐位，于前、后发际连线中点向前1寸处是穴。主治中风，癫痫，癔病，眩晕，脱肛。

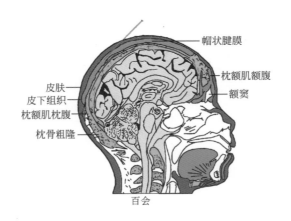

皮肤
皮下组织
枕额肌枕腹
枕骨粗隆

帽状腱膜
枕额肌额腹
额窦

百会

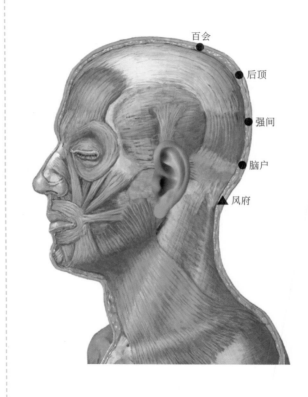

百会

后顶

强间

脑户

▲风府

前顶（GV21）：在头部，前发际正中直上3.5寸。正坐或仰卧位，于前、后发际连线的前1/5与后4/5交点处向后0.5寸处是穴。主治癫痫，小儿惊风，头痛，头晕。

囟会（GV22）：在头部，前发际正中直上2寸。正坐或仰卧位，于前、后发际连线的前1/6与后5/6交点处是穴。主治头痛，目眩。

上星（GV23）：在头部，前发际正中直上1寸。正坐或仰卧位，于前发际正中直上1寸处取穴；如无前发际时，可先取百会穴，向前4寸即是本穴。主治头痛，眩晕，目赤肿痛，鼻衄。

神庭（GV24）：在头部，前发际正中直上0.5寸。正坐或仰卧位，于前发际中点直上0.5寸处取穴。如无前发际时，可先取百会，向前4.5寸即是本穴。主治癫痫，失眠，头晕。

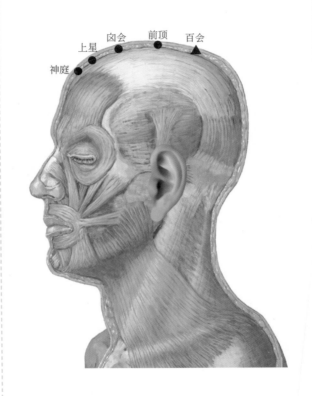

神庭　上星　囟会　前顶　百会

素髎（GV25）：在面部，鼻尖的正中央。正坐或仰卧位，当鼻背下端之鼻尖处取穴。主治惊厥，昏迷，新生儿窒息，鼻塞。

水沟（GV26）：在面部，人中沟的上1/3与中1/3交点处。在面部，将人中沟平均三等分，当人中沟的上1/3与中1/3交点处取穴。主治晕厥，癫痫，口眼㖞斜，腰痛。

兑端（GV27）：在面部，上唇结节的中点。正坐或仰卧位取穴。主治昏迷。

龈交（GV28）：在上唇内，上唇系带与上牙龈的交点。正坐或仰卧位，以手提起上唇取穴。主治癫狂，心烦，瘿病。

印堂（GV29）：在头部，两眉毛内侧端中间的凹陷中。在前额部，先找眉头，两眉头连线中点取穴。主治癫痫，头痛，鼻衄，三叉神经痛。

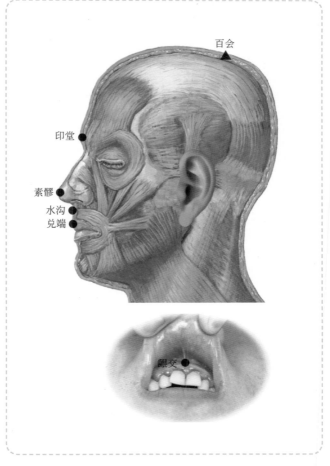

百会

印堂

素髎
水沟
兑端

龈交

第十五章
任脉经穴

经络循行

任脉者，起于中极之下，以上毛际，循腹里，上关元，至咽喉，上颐循面入目。

经穴速记歌诀

CV任脉二四呈，起于会阴承浆止，强壮为主次分段，
泌尿生殖作用宏，会阴两阴中间取，曲骨耻骨联合从，
中极关元石门穴，每穴相距一寸均，气海脐下一寸半，
脐下一寸阴交明，肚脐中央名神阙，脐上诸穴一寸匀，
水分下脘与建里，中脘上脘巨阙行，鸠尾岐骨下一寸，
中庭胸剑联合中，膻中正在两乳间，玉堂紫宫华盖重，
再上一肋璇玑穴，承浆唇下宛宛中。

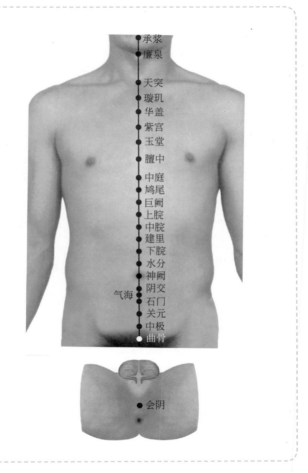

承浆
廉泉
天突
璇玑
华盖
紫宫
玉堂
膻中
中庭
鸠尾
巨阙
上脘
中脘
建里
下脘
水分
神阙
阴交
气海
石门
关元
中极
曲骨
会阴

快速取穴 ....

会阴（CV1）：在会阴区。男性在阴囊根部与肛门连线的中点，女性在大阴唇后联合与肛门连线的中点。截石位取穴。主治阴痒，小便难，溺水窒息。

曲骨（CV2）：在下腹部，耻骨联合上缘，前正中线上。仰卧位，于腹中线上取穴。主治遗精，月经不调，遗尿，带下，少腹胀满。

中极（CV3）：在下腹部，脐中下4寸，前正中线上。仰卧，于脐与耻骨联合上缘中点连线的下1/5与上4/5交点处取穴。主治疝气，遗精，阴痛，阴痒。

关元（CV4）：在下腹部，脐中下3寸，前正中线上。仰卧位，于脐与耻骨联合上缘中点连线的下2/5与上3/5的交点处取穴。主治小腹疾患，妇人疾患，肠胃疾患，虚证。

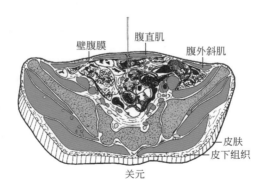

壁腹膜　腹直肌　腹外斜肌

皮肤
皮下组织

关元

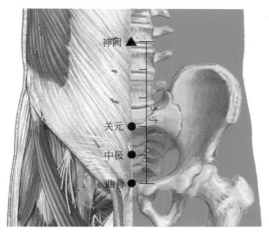

神阙 ▲

关元 ●

中极 ●

曲骨 ●

5寸

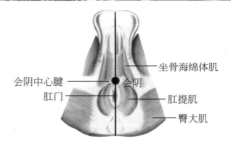

会阴中心腱 ——
肛门 ——

—— 坐骨海绵体肌
● 会阴
—— 肛提肌
—— 臀大肌

石门（CV5）：三焦募穴。在下腹部，当脐中下2寸，前正中线上。仰卧位，于脐与耻骨联合上缘中点连线的上2/5与下3/5的交点处取穴。主治经闭，带下。

　　气海（CV6）：肓之原。在下腹部，脐中下1.5寸，前正中线上。仰卧位，先取关元，于脐中与关元连线之中点取穴。主治小腹疾患，妇人疾患，肠胃疾患，虚证。

　　阴交（CV7）：在下腹部，脐中下1寸，前正中线上。仰卧位，于脐中与石门穴连线之中点是穴。主治血崩，带下。

　　神阙（CV8）：在脐区，脐中央。脐中央取穴。主治脱症，虚寒厥逆。

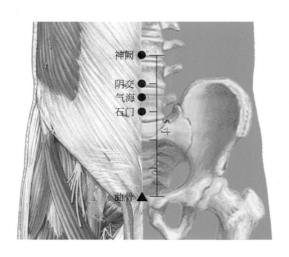

神阙 ●
阴交 ●
气海 ●
石门 ●

5寸

曲骨 ▲

水分（CV9）：在上腹部，脐中上1寸，前正中线上。仰卧位，于胸剑联合与脐中连线的下1/8与上7/8交点处是穴。主治水肿，泄泻，腹痛。

　　下脘（CV10）：在上腹部，脐中上2寸，前正中线上。仰卧位，于胸剑联合至脐孔连线的下1/4与上3/4的交点处是穴。主治腹痛，腹胀，呕吐，呃逆，泄泻。

　　建里（CV11）：在上腹部，脐中上3寸，前正中线上。仰卧位，于胸剑联合与脐中连线的下3/8与上5/8的交点处是穴。主治胃脘痛，呕吐，食欲不振，肠中切痛。

　　中脘（CV12）：八会穴之一，腑会，胃募穴。在上腹部，脐中上4寸，前正中线上。仰卧位，于胸剑联合与脐中连线的中点处取穴。主治脾胃疾患，头痛，月经不调。

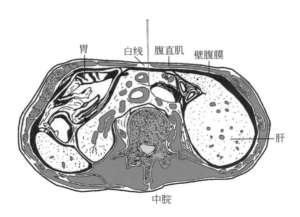

胃　白线　腹直肌　壁腹膜

肝

中脘

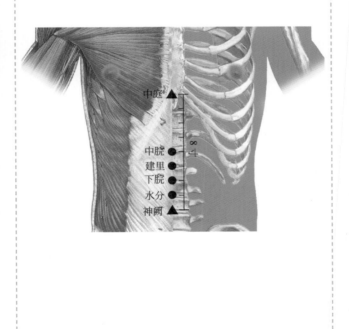

中庭 ▲

中脘 ●
建里 ●
下脘 ●
水分 ●
神阙 ▲

8寸

上脘（CV13）：在上腹部，脐中上5寸，前正中线上。仰卧位，于胸剑联合与脐中连线上的上3/8与下5/8的交点处取穴。或先取中脘，于其上1寸处是穴。主治胃痛，呕吐，呃逆，纳呆。

巨阙（CV14）：心之募穴。在上腹部，脐中上6寸，前正中线上。仰卧位，于胸剑联合至脐中连线的上1/3与下2/3的交点处是穴。主治胸痛，心痛。

鸠尾（CV15）：膏之原，本经络穴。在上腹部，剑胸结合部下1寸，前正中线上。仰卧位，于胸剑联合至脐中连线的上1/8与下7/8的交点处取穴。主治胸满咳逆。

中庭（CV16）：在胸部，剑胸结合中点处，前正中线上。仰卧位，在胸剑结合部取穴。主治心痛，胸满；噎膈，呕吐。

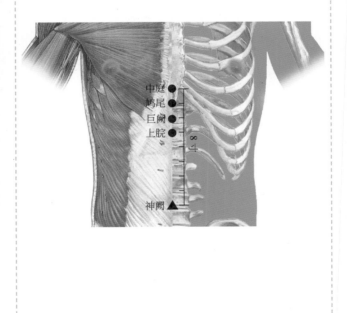

中庭
鸠尾
巨阙
上脘
8寸
神阙

膻中（CV17）：八会穴之一，气会膻中。心包募穴。在胸部，横平第4肋间隙，前正中线上。仰卧位，男子于胸骨中线与两乳头连线之交点处取穴；女子则于胸骨中线平第4肋间隙处取穴。主治胸闷，气短，咳喘，产妇乳少，小儿吐乳。

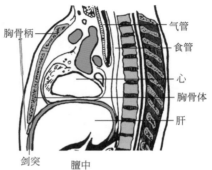

胸骨柄　　　　　　　　　　　气管
　　　　　　　　　　　　　　食管
　　　　　　　　　　　　　　心
　　　　　　　　　　　　　　胸骨体
　　　　　　　　　　　　　　肝
剑突　　膻中

玉堂（CV18）：在胸部，横平第3肋间隙，前正中线上。在胸部，当前正中线上，先取膻中，膻中上1寸，平第3肋间。主治咳嗽，气短喘息。

紫宫（CV19）：在胸部，横平第2肋间隙，前正中线上。在胸部，当前正中线上，先取膻中，膻中上2寸，平第2肋间。主治咳嗽，气喘，胸痛。

华盖（CV20）：在胸部，横平第1肋间隙，前正中线上。在胸部，当前正中线上，先取膻中，膻中上3寸，平第1肋间。主治咳喘；胸胁支满，胸痛。

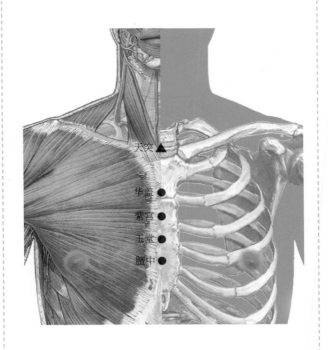

天突 ▲
华盖 ●
紫宫 ●
玉堂 ●
膻中 ●

璇玑（CV21）：在胸部，胸骨上窝下1寸，前正中线上。正坐或仰卧位，于胸骨中线，第1胸肋关节之间处是穴。主治胸胁支满，咽喉肿痛。

天突（CV22）：在颈前区，胸骨上窝中央，前正中线上。正坐仰靠位取穴。主治哮喘，咳嗽，咽喉肿痛，梅核气。

廉泉（CV23）：在颈前区，喉结上方，舌骨上缘凹陷中，前正中线上。正坐仰靠位取穴。主治舌痛，舌强不语，口舌生疮。

承浆（CV24）：在面部，颏唇沟的正中凹陷处。在面部，口唇下当颏唇沟的正口凹陷处取穴。主治中风昏迷，癫痫，口眼㖞斜，流涎。

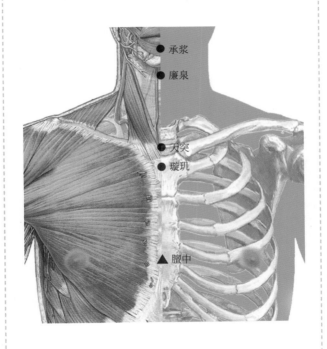

承浆
廉泉
天突
璇玑
膻中

223

第十六章
经外奇穴

O 第一节　头颈部奇穴

四神聪（EX-HN1）：在头部，百会（GV20）前、后、左、右各旁开1寸，共4穴。正坐或仰卧位，先取头部前、后正中线与耳廓尖连线的交叉点（百会穴），再从此点向前、后、左、右各旁开1寸处取穴。主治失眠，癫痫，头痛，眩晕。

当阳（EX-HN2）：在头部，瞳孔直上，前发际上1寸。在前头部，当瞳孔直上，前发际上1寸取穴。主治失眠，头痛。

鱼腰（EX-HN3）：在额部，瞳孔直上，眉毛中。在额部，瞳孔直上，眉毛正中取穴。主治眼睑䐃动，口眼㖞斜，眼睑下垂等。

太阳（EX-HN4）：在头部，眉梢与目外眦之间，向后约一横指的凹陷中。在颞部，当眉梢与目外眦之间，向后约一横指的凹陷中取穴。主治失眠，头痛，三叉神经痛。

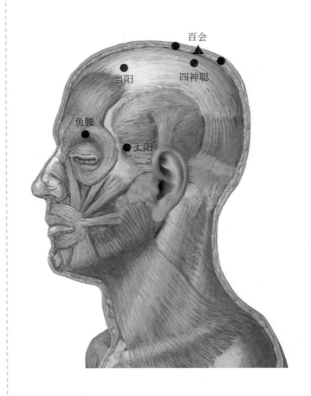

百会

四神聪

当阳

鱼腰

太阳

耳尖（EX-HN5）：在耳区，在外耳轮的最高点。主治急性结膜炎，麦粒肿，高热。

球后（EX-HN6）：在面部，眶下缘外1/4与内3/4交界处。正坐平视，由眼内、外角向下各引一垂线，两线之间分成4等分，其外1/4与内3/4交界处，眼眶下缘处是穴。主治视神经炎，青光眼，斜视。

上迎香（EX-HN7）：在面部，鼻翼软骨与鼻甲的交界处，近鼻唇沟上端处。主治鼻炎，鼻窦炎，鼻出血。

内迎香（EX-HN8）：在鼻孔内，当鼻翼软骨与鼻甲交界的黏膜处。正坐仰靠或仰卧位，于鼻孔内与上迎香相对处鼻黏膜上取穴。主治头痛，眩晕，急惊风，目赤肿痛，中暑。

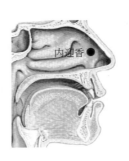

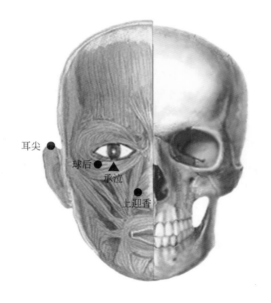

耳尖

球后

承泣

上迎香

聚泉（EX-HN9）：在口腔内，舌背正中缝的中点处。正坐，张口伸舌；医者用消毒纱布固定舌头牵出取穴。主治咳嗽，哮喘，中风失语。

海泉（EX-HN10）：在口腔内，舌下系带中点处。正坐张口，舌卷向上方，抵上腭，约当金津、玉液穴之中间稍后取穴。主治口舌生疮，高热神昏，咽喉炎，失语，糖尿病。

金津、玉液（EX-HN11）：在口腔内，舌下系带两旁的静脉上，左为金津，右为玉液。仰靠，张口，舌尖向上翻起，暴露舌下静脉取穴。主治咽喉炎，失语，呕吐，腹泻。

翳明（EX-HN12）：在项部，翳风（TE17）后1寸。主治近视，青光眼，视神经萎缩，耳鸣。

颈百劳（EX- HN13）：在颈部，第7颈椎棘突直上2寸，后正中线旁开1寸。主治支气管炎，哮喘，肺结核，颈椎病。

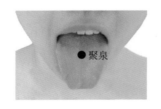

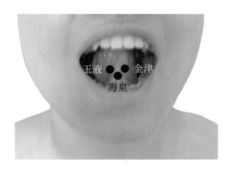

玉液 ● ● 金津
海泉

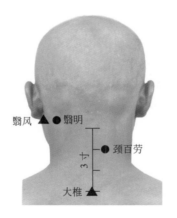

翳风 ▲ ● 翳明

● 颈百劳

3寸

大椎 ▲

○ 第二节　胸腹部奇穴

子宫（EX-CA1）：在下腹部，脐中下4寸，前正中线旁开3寸。仰卧位取穴。主治月经不调，痛经，子宫脱垂，盆腔炎。

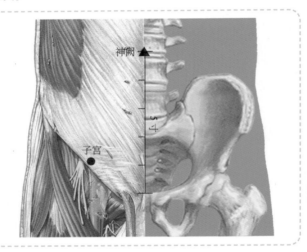

○ 第三节　背部奇穴

定喘（EX-B1）：在脊柱区，横平第7颈椎棘突下，后正中线旁开0.5寸。正坐低头或俯卧位，先于后正中线上第7颈椎棘突下缘定大椎穴，旁开0.5寸即是本穴。主治支气管炎，哮喘，百日咳，落枕。

夹脊（EX-B2）：在脊柱区，第1胸椎至第5腰椎棘突下两侧，后正中线旁开0.5寸，一侧17穴。主治适应范围较大，其中上胸部的穴位治疗心、肺、上支疾患；下胸部的穴位治疗胃肠疾患；腰部的穴位治疗腰、腹、下肢疾患。

胃脘下俞（EX-B3）：在脊柱区，横平第8胸椎棘突下，后正中线旁开1.5寸。俯卧位，于两肩胛骨下角连线平齐的第7胸椎棘突下取至阳穴，于其下一棘突旁开1.5寸处即是本穴。主治胰腺炎，肋间神经痛。

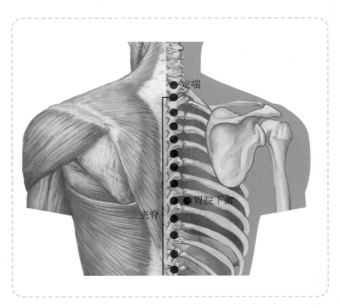

痞根（EX-B4）：在腰区，横平第1腰椎棘突下，后正中线旁开3.5寸。俯卧位，于膀胱经之肓门穴旁开0.5寸处取穴。主治肝炎，肝脾肿大，腰肌劳损。

下极俞（EX-B5）：在腰区，第3腰椎棘突下。俯卧位，先取与髂嵴相平的腰阳关穴，上一个棘突下取穴。主治遗尿，腰肌劳损。

腰宜（EX-B6）：在腰区，横平第4腰椎棘突下，后正中线旁开约3寸凹陷中。俯卧位，先取与髂嵴相平的腰阳关穴，再与腰阳关穴相平左右各旁开3寸处是穴。主治遗尿，肾炎，腰肌劳损，腰椎间盘突出症。

腰眼（EX-B7）：在腰区，横平第4腰椎棘突下，后正中线旁开约3.5寸凹陷中。俯卧位，先取与髂嵴相平的腰阳关穴，在与腰阳关穴相平左右各旁开3.5寸处是穴。主治腰肌劳损。

十七椎（EX-B8）：在腰区，当后正中线上，第5腰椎棘突下凹陷中。俯卧位，先取与髂嵴相平的腰阳关穴，再向下一下腰椎棘突下的凹陷处取穴。主治月经不调，痔疮，坐骨神经痛，小儿麻痹后遗症，腰骶部疼痛。

腰奇（EX-B9）：在骶区，尾骨端直上2寸，骶角之间凹陷中。俯卧位，于后正中线尾骨尖直上2寸，约当第2、3骶椎棘突之间上方。主治癫痫，失眠，头痛，便秘。

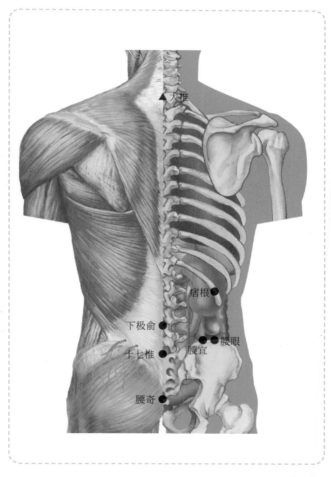

天椎

痞根

下极俞

十七椎

腰宜

腰眼

腰奇

233

○ 第四节　上肢部奇穴

肘尖（EX-UE1）：在肘后区，尺骨鹰嘴的尖端。两手叉腰，屈肘约90°角，于尺骨鹰嘴突起之尖端取穴。主治颈淋巴结结核。

二白（EX-UE2）：在前臂前区，腕掌侧远端横纹上4寸，桡侧腕屈肌腱的两侧，一肢2穴。伸臂仰掌，于曲泽穴与大陵穴连线中1/3与下1/3交界处，桡侧腕屈肌腱左右两侧各1穴，两手共4穴。主治痔疮。

中泉（EX-UE3）：在前臂后区，腕背侧远端横纹上，指总伸肌腱桡侧的凹陷中。主治哮喘。

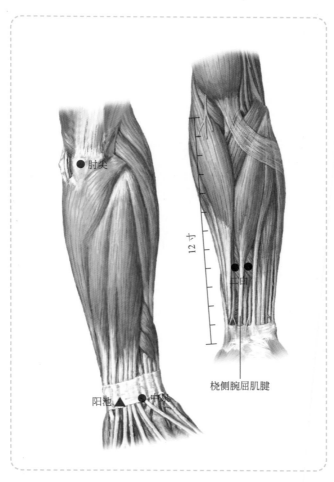

肘尖

12 寸

二白

阳池 ▲ 中泉

桡侧腕屈肌腱

235

中魁（EX-UE4）：在手指，中指背面，近侧指间关节的中点处。握拳，手掌向心，手中指背侧近端指骨关节横纹中点取穴。主治急性胃炎。

大骨空（EX-UE5）：在手指，拇指背面，指间关节的中点处。主治结膜炎，鼻出血，急性胃肠炎。

小骨空（EX-UE6）：在手指，小指背面，近侧指间关节的中点处。主治眼病，咽喉炎，掌指关节痛。

腰痛点（EX-UE7）：在手背，当第2、3掌骨及第4、5掌骨间，腕背侧远端横纹与掌指关节中点处，一侧2穴。主治急性腰扭伤。

外劳宫（EX-UE8）：在手背，第2、3掌骨间，掌指关节后0.5寸（指寸）凹陷中。主治颈椎病，落枕。

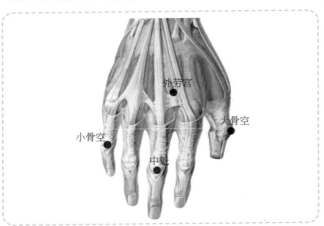

八邪（EX-UE9）：在手背，第1至第5指间。指蹼缘后方赤白肉际处，左右共8穴。主治手指麻木，咽痛。

四缝（EX-UE10）：在手指，第2至第5指掌面的近侧指间关节横纹的中央，一手4穴。主治哮喘，小儿消化不良。

十宣（EX-UE11）：在手指，十指尖端，距指甲游离缘0.1寸（指寸），左右共10穴。主治昏迷，扁桃体炎，高血压。

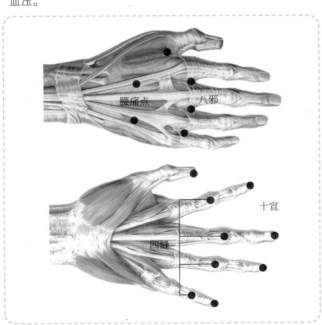

腰痛点　八邪

十宣

四缝

○ 第五节　下肢部奇穴

髋骨（EX-LE1）：在股前区，当梁丘（ST34）两旁各1.5寸，一侧2穴。主治膝关节炎。

鹤顶（EX-LE2）：在膝前区，髌底中点的上方凹陷处。主治膝关节炎，下肢痿痹。

百虫窝（EX-LE3）：在股前区，髌底内侧端上3寸。主治风疹，蛔虫病。

内膝眼（EX-LE4）：在膝部，髌韧带内侧凹陷处的中央。正坐屈膝取穴。主治膝关节炎。

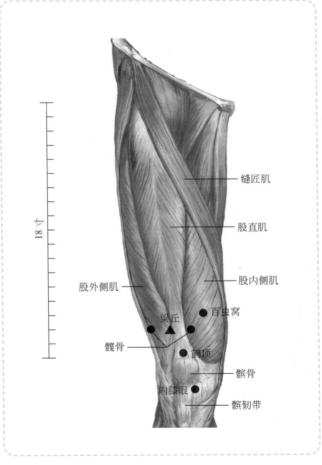

缝匠肌

股直肌

股内侧肌

股外侧肌

百虫窝

梁丘

髌骨

鹤顶

髌骨

内膝眼

髌韧带

18寸

胆囊穴（EX-LE5）：在小腿外侧，腓骨小头直下2寸。正坐或侧卧位，于阳陵泉直下2寸左右之压痛最明显处取穴。主治胆囊炎，胆绞痛。

阑尾穴（EX-LE6）：在小腿外侧，髌韧带外侧凹陷下5寸，胫骨前嵴外一横指。正坐或仰卧屈膝，于足三里与上巨虚两穴之间压痛最明显处取穴。一般约在足三里穴下1.5～2寸处。主治阑尾炎。

内踝尖（EX-LE7）：在踝区，内踝尖的最凸起处。主治下牙痛。

外踝尖（EX-LE8）：在踝区，外踝的最凸起处。主治牙痛。

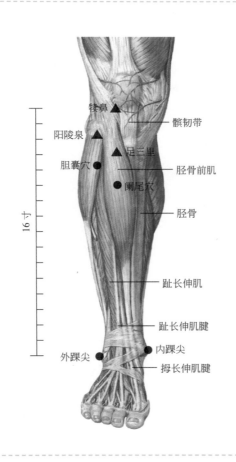

犊鼻 ▲ ——— 髌韧带

阳陵泉 ▲

▲ 足三里

胆囊穴 ● ——— 胫骨前肌

● 阑尾穴

——— 胫骨

16寸

——— 趾长伸肌

——— 趾长伸肌腱

外踝尖 ● ● 内踝尖 ——— 内踝尖

——— 拇长伸肌腱

241

八风（**EX-LE9**）：在足背，第1至第5趾间，趾蹼缘后方赤白肉际处，左右共8穴。主治头痛，牙痛，胃痛，月经不调。

独阴（**EX-LE10**）：在足底，第2趾的跖侧远端趾间关节的中点。主治心绞痛，月经不调。

气端（**EX-LE11**）：在足趾，十趾端的中央，距趾甲游离缘0.1寸（指寸），左右共10穴。主治足趾麻木，麦粒肿。

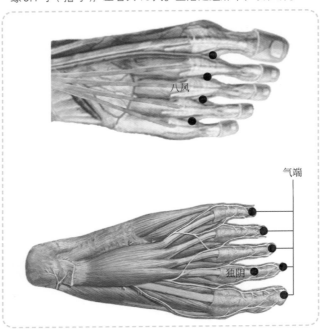

八风

气端

独阴

索 引

B

八风	242
八邪	237
白环俞	100
百虫窝	238
百会	204
胞肓	110
本神	164
臂臑	022
髀关	044
秉风	076
不容	038
步廊	128

C

长强	196
承扶	104
承光	090
承浆	222
承筋	112
承灵	166
承满	038
承泣	030
承山	112
尺泽	010
冲门	056
冲阳	048
次髎	102

D

大包	060
大肠俞	098
大都	052
大敦	184
大骨空	236
大赫	124
大横	058
大巨	042
大陵	138
大迎	032
大钟	120
大杼	092
大椎	202
带脉	170
胆囊穴	240
胆俞	096
当阳	224
地仓	030
地机	054
地五会	178
定喘	230
督俞	094
犊鼻	044
独阴	242
兑端	208

E

耳和髎	152
耳尖	226
耳门	152
二白	234
二间	016

F

飞扬	112
肺俞	092
丰隆	046
风池	166

风府	202	归来	042	夹脊	231
风门	092			颊车	032
风市	172	**H**		间使	136
跗阳	114			肩井	168
伏兔	044	海泉	228	肩髎	148
扶突	024	颔厌	158	肩外俞	078
浮白	162	合谷	016	肩髃	022
浮郄	104	合阳	112	肩贞	076
府舍	058	鹤顶	238	肩中俞	078
附分	106	横骨	124	建里	216
复溜	122	后顶	204	交信	122
腹哀	058	后溪	072	角孙	152
腹结	058	华盖	220	解溪	048
腹通谷	128	滑肉门	040	金津、玉液	228
		环跳	172	金门	116
G		肓门	110	筋缩	198
		肓俞	126	京骨	116
肝俞	094	会阳	102	京门	170
膏肓	106	会阴	212	经渠	010
膈关	108	会宗	144	睛明	088
膈俞	094	魂门	108	颈百劳	228
公孙	052			鸠尾	218
关冲	142	**J**		居髎	172
关门	040			巨骨	022
关元	212	箕门	056	巨髎	030
关元俞	098	极泉	064	巨阙	218
光明	176	急脉	188		
		脊中	198		

聚泉	228	**M**		气冲	042
厥阴俞	092	眉冲	088	气端	242
K		命门	196	气海	214
孔最	010	目窗	164	气海俞	098
口禾髎	024	**N**		气户	036
库房	036	内关	136	气舍	034
髋骨	238	内踝尖	240	气穴	124
昆仑	114	内庭	048	前顶	206
L		内膝眼	238	前谷	072
阑尾穴	240	内迎香	226	强间	204
劳宫	138	脑户	204	青灵	064
蠡沟	186	脑空	166	清泠渊	146
厉兑	048	臑会	148	丘墟	176
廉泉	222	臑俞	076	球后	226
梁门	040	**P**		曲鬓	160
梁丘	044	膀胱俞	100	曲差	088
列缺	010	脾俞	096	曲池	020
灵道	066	痞根	232	曲骨	212
灵台	200	偏历	018	曲泉	186
灵墟	130	魄户	106	曲垣	078
漏谷	054	仆参	114	曲泽	134
颅息	150	**Q**		颧髎	080
率谷	160	期门	190	缺盆	034
络却	090			**R**	
				然谷	120

人迎	034	申脉	114	四缝	237
日月	168	身柱	200	四满	124
乳根	038	神藏	130	四神聪	224
乳中	038	神道	200	素髎	208

S

		神封	128		
		神门	066		
三间	016	神阙	214		

T

三间	016	神阙	214		
三焦俞	096	神堂	106	太白	052
三阳络	144	神庭	206	太冲	184
三阴交	054	肾俞	098	太溪	120
膻中	220	十七椎	232	太阳	224
商丘	052	十宣	237	太乙	040
商曲	126	石关	126	太渊	012
商阳	016	石门	214	陶道	202
上关	158	食窦	060	天池	134
上巨虚	046	手三里	020	天冲	162
上廉	020	手五里	022	天窗	080
上髎	102	束骨	116	天鼎	024
上脘	218	水道	042	天府	008
上星	206	水分	216	天井	146
上迎香	226	水沟	208	天髎	148
少冲	068	水泉	120	天泉	134
少府	068	水突	034	天容	080
少海	064	丝竹空	152	天枢	040
少商	012	四白	030	天突	222
少泽	072	四渎	146	天牖	150

天柱	090	温溜	018	悬厘	160
天宗	076	屋翳	036	悬颅	160
条口	046	五处	088	悬枢	198
听宫	080	五枢	170	悬钟	176
听会	158			璇玑	222
通里	066	**X**		血海	056
通天	090	膝关	186		
瞳子髎	158	膝阳关	174	**Y**	
头临泣	164	郄门	136	哑门	202
头窍阴	162	侠白	008	阳白	164
头维	032	侠溪	178	阳池	142
		下关	032	阳辅	176
W		下极俞	232	阳纲	108
外关	144	下巨虚	046	阳谷	074
外踝尖	240	下廉	018	阳交	174
外劳宫	236	下髎	102	阳陵泉	174
外陵	042	下脘	216	阳溪	018
外丘	174	陷谷	048	养老	074
完骨	162	消泺	146	腰奇	232
腕骨	072	小肠俞	100	腰痛点	236
维道	170	小骨空	236	腰眼	232
委阳	104	小海	074	腰阳关	196
委中	104	心俞	094	腰宜	232
胃仓	108	囟会	206	腰俞	196
胃脘下俞	231	行间	184	液门	142
胃俞	096	胸乡	060	谚谵	106

意舍	108	玉枕	090	中极	212
翳风	150	彧中	130	中魁	236
翳明	228	渊液	168	中髎	102
阴包	188	云门	008	中膂俞	100
阴都	126			中泉	234
阴谷	122	**Z**		中枢	198
阴交	214			中庭	218
阴廉	188	攒竹	088	中脘	216
阴陵泉	054	章门	190	中渚	142
阴市	044	照海	122	中注	124
阴郄	066	辄筋	168	周荣	060
殷门	104	正营	166	肘尖	234
龈交	208	支沟	144	肘髎	020
隐白	052	支正	074	筑宾	122
印堂	208	至阳	200	子宫	230
膺窗	036	至阴	116	紫宫	220
迎香	024	志室	110	足临泣	178
涌泉	120	秩边	110	足窍阴	178
幽门	128	瘈脉	150	足三里	046
鱼际	012	中冲	138	足通谷	116
鱼腰	224	中都	186	足五里	188
俞府	130	中渎	172		
玉堂	220	中封	184		
		中府	008		